Charlotte Charpentier
Diane Descamps

Le VIH-2 : physiopathologie, tropisme et sensibilité aux anti-CCR5

Benoit Visseaux
Charlotte Charpentier
Diane Descamps

Le VIH-2 : physiopathologie, tropisme et sensibilité aux anti-CCR5

Revue de la littérature et premières études des marqueurs du tropisme et de l'efficacité thérapeutique des anti-CCR5

Presses Académiques Francophones

Impressum / Mentions légales
Bibliografische Information der Deutschen Nationalbibliothek: Die Deutsche Nationalbibliothek verzeichnet diese Publikation in der Deutschen Nationalbibliografie; detaillierte bibliografische Daten sind im Internet über http://dnb.d-nb.de abrufbar.

Information bibliographique publiée par la Deutsche Nationalbibliothek: La Deutsche Nationalbibliothek inscrit cette publication à la Deutsche Nationalbibliografie; des données bibliographiques détaillées sont disponibles sur internet à l'adresse http://dnb.d-nb.de.

Coverbild / Photo de couverture: www.ingimage.com

Verlag / Editeur:
Presses Académiques Francophones
ist ein Imprint der / est une marque déposée de
OmniScriptum GmbH & Co. KG
Heinrich-Böcking-Str. 6-8, 66121 Saarbrücken, Deutschland / Allemagne
Email: info@presses-academiques.com

Herstellung: siehe letzte Seite /
Impression: voir la dernière page
ISBN: 978-3-8416-2457-4

Sommaire

Liste des tables et figures

Liste des abréviations

ADN	Acide désoxyribonucléique
ADNc	ADN complémentaire
ANRS	Agence Nationale de Recherche sur le SIDA et les hépatites virales
ARN	Acide ribonucléique
CCR5	Chemokine CC motif Receptor 5
CI_{50}	Concentration inhibitrice 50%
CXCR4	Chemokine CXC motif Receptor 4
DMEM	Dulbecco's Modified Eagle Medium
DMSO	Diméthylsulfoxide
env	Gène des protéines d'enveloppe
gp	glycoprotéine
gag	Groupe specific antigen
GFP	Green Fluorescent Protein
IL-2	Interleukine 2
INNTI	Inhibiteurs Non Nucléosidiques de la Transcriptase Inverse
INTI	Inhibiteurs Nucléosidiques de la Transcriptase Inverse
IP	Inhibiteurs de protéase
LTR	Long Terminal Repeat
nef	Negative expression factor
p	Protéine
PCR	Polymerase Chain Reaction
PMI	Plateau Maximum d'Inhibition
pol	Gène de la polymérase
nef	Negative expression factor
rev	Regulator of expression virion protein
RTCN	Ratio To Cell Negative
RT-PCR	Retro-Transcription Polymerase Chain Reaction
SIDA	Syndrome d'ImmunoDéficience Acquise
SU	Glycoprotéine de SUrface : gp120/gp105
SVF	Sérum Veau Fœtal
Taq	Thermophilus aquaticus
tat	Transactivator of transactivation
$TCID_{50}$	Tissu Culture Infection Dose 50%
TI	Transcriptase inverse

TM	Glycoprotéine TransMembranaire : gp41/gp35
vif	Virion infectivity factor
VIH	Virus de l'Immunodéficience Humaine
VIH-1	Virus de l'Immunodéficience Humaine de type 1
VIH-2	Virus de l'Immunodéficience Humaine de type 2
VIS	Virus de l'Immunodéficience Simienne
vpr	Viral protein r

Résumé

Introduction. Lors de l'entrée du VIH dans une cellule cible, le virus doit fixer un corécepteur en plus du récepteur principal CD4. Ce corécepteur peut-être le CCR5 (virus de tropisme R5) ou le CXCR4 (virus de tropisme X4), certaines populations virales sont capables d'utiliser les deux corécepteurs (virus de tropisme double). Le maraviroc empêche spécifiquement la liaison du virus au corécepteur CCR5 et est uniquement efficace sur les virus de tropisme R5. Le VIH-2 présente une résistance naturelle à 1/3 des antirétroviraux commercialisés. Les patients infectés par le VIH-2 présentent fréquemment une charge virale spontanément indétectable, parmi ceux-ci certains évoluent vers le stade SIDA et aucun marqueur biologique ne permet de les identifier. Avant ces travaux, il n'existait pas de méthode diagnostique de détermination du tropisme du VIH-2 et la sensibilité du VIH-2 au maraviroc était inconnue.

Matériels et méthodes. A l'aide d'un modèle d'étude phénotypique robuste (lignées cellulaires Ghost(3)) du tropisme viral, nous avons déterminé le tropisme de 53 souches de VIH-2. Nous avons séquencé la boucle V3 de la gp105 de ces souches. L'association des mutations observées sur la boucle V3 avec le tropisme viral a été analysée. La sensibilité phénotypique du VIH-2 au maraviroc a été déterminée sur un modèle de leucocytes de donneurs. Le tropisme génotypique de l'ARN viral et de l'ADN proviral à partir de 43 prélèvements de patients infectés pour établir la concordance du tropisme dans ces deux compartiments.

Résultats. Nous avons identifié 4 déterminants génotypiques majeurs associés à l'utilisation du CXCR4 (L18Z, V19K/R, insertion en position 24, charge nette de la boucle V3 >+6) qui permettent de prédire le tropisme viral double ou X4 avec une sensibilité et une spécificité de 100 % dans notre étude. Le VIH-2 a une sensibilité phénotypique au maraviroc équivalente à celle du VIH-1, avec une concentration inhibitrice 50 % médiane de 0,80 nM et un plateau maximal d'inhibition médian de 93 %. Le tropisme génotypique de l'ARN viral et de l'ADN proviral est concordant pour 32 échantillons (74 %). Toutes les discordances (n=11 ; 74%) observées sont dues à un tropisme X4 dans l'ADN proviral et R5 dans l'ARN viral circulant.

Conclusions. Dans ce travail nous avons établi le premier algorithme génotypique de détermination du tropisme viral du VIH-2 et observé une sensibilité *in vitro* du VIH-2 au maraviroc équivalente à celle du VIH-1. Nous avons établi la bonne concordance entre le tropisme viral établi à partir de l'ARN circulant et de l'ADN proviral. Ces données permettent désormais l'identification et le suivi des patients infectés par le VIH-2 éligible pour un traitement comprenant du maraviroc, y compris en cas de charges virales indétectables. Le caractère pronostic du tropisme viral déterminé à partir de l'ADN proviral va maintenant être évalué.

Mots clés : *VIH-2, tropisme phénotypique, tropisme génotypique, boucle V3, maraviroc, ADN proviral.*

Partie I

\-

Introduction sur le Virus de l'Immunodéficience Humaine de type 2 (VIH-2)

I. Origine et épidémiologie du VIH

1. Découvertes des virus du VIH

Le 5 juin 1981, le bulletin hebdomadaire du CDC d'Atlanta « Morbidity and Mortality Weekly Report » alerte la communauté scientifique sur l'apparition inhabituelle de cas de pneumocystose, pathologie rencontrée uniquement chez les personnes fortements immunodéprimés, et de sarcome de Kaposi, tumeur rare elle aussi rencontrée chez les immunodéprimés ou les personnes âgées. Ces cas sont observés chez des jeunes hommes homosexuels à partenaires multiples et sont associés avec une immunodéficience sévère avec effondrement des lymphocytes T CD4+, cellules jouant un rôle majeur dans l'organisation des défenses immunitaires (Centers for Disease Control and Prevention (CDC), 1981). D'autres infections opportunistes ont ensuite été rapidement décrites chez ces patients : infections profondes à CMV, toxoplasmoses cérébrales et résurgences sévères d'herpès ou de zona (Brennan and Durack, 1981).

La toxicité directe du nitrite d'amyle, drogue dite « récréative » (poppers) utilisée à l'époque dans ce milieu homosexuel, fut la première hypothèse physiopathologique évoquée pour expliquer la déplétion des lymphocytes T CD4+. Cependant l'apparition de nouveaux groupes de malades en dehors de la population homosexuelle dans les mois suivants vont contredire cette première hypothèse. Les 4 groupes de malades ainsi touchés dans les premiers mois de la pandémie étaient les populations homosexuelles, les toxicomanes par voie intraveineuse, les Haïtiens et les hémophiles. L'hypothèse d'un agent infectieux transmissible par voie sexuelle et sanguine va alors émerger. Chez tous les malades un effondrement de l'immunité cellulaire est observé : anergie au test à la tuberculine, lymphopénie inférieure à 500 cellules/mm^3, déplétion sévère en lymphocyte T CD4 (Masur et al., 1981). Ce syndrome est alors nommé Syndrome d'Immuno Déficience Acquise (SIDA) (Siegal et al., 1981).

Le virus responsable du SIDA est isolé en 1983 au laboratoire de virologie du professeur L. Montagnier à l'Institut Pasteur de Paris à partir d'une biopsie ganglionnaire (Barré-Sinoussi et al., 1983). La séquence de ce virus, d'abord dénommé LAV (Lymphadenopathy Associated Virus), est publiée en 1985 (Wain-Hobson et al., 1985) et en 1986 le virus est inscrit dans la nomenclature internationale sous le nom de VIH-1 (Virus de l'Immunodéficience Humaine de type 1).

Dès 1985, des réactions sérologiques atypiques sont mises en évidence chez des patients sénégalais (Barin et al., 1985), laissant suspecter l'existence d'un autre virus proche d'un rétrovirus simien isolé chez un macaque en captivité. Et en 1986 l'équipe de L. Montagnier à l'Institut Pasteur isole, chez deux malades portugais hospitalisés à Lisbonne après un long séjour en Guinée-Bissau et présentant un SIDA, un virus apparenté au VIH-1 mais présentant des protéines de surface sensiblement différentes : c'est le LAV-2 rebaptisé ensuite VIH de type 2 (VIH-2) (Clavel et al., 1986). La séquence du VIH-2 est publiée en 1987 dans Nature (Guyader et al., 1987).

Le VIH-1 a ensuite été divisé en plusieurs groupes (M, N, O, P). Le premier, isolé par l'équipe de L. Montagnier en 1983, fut par la suite dénommé groupe M pour « Major » ou « principal » en anglais. Le groupe M est le seul largement répandu dans le monde et est responsable de la pandémie mondiale. Il est ensuite divisé en neuf sous-types (A à D, F à H, J et K), huit « sous-sous-types » (A1 à A4, F1 et F2) et de 58 formes recombinantes, aussi appelées CRF pour « Circulating Recombinant Forms » (formes recombinantes circulantes), actuellement décrites par le Los Alamos National Laboratory (LANL) [http://www.hiv.lanl.gov/content/sequence/HIV/CRFs/CRFs.html - accession le 18 mars 2013]. Le groupe O, pour « Outlier » ou « l'exception » en français, découvert en 1990, est beaucoup moins répandu (De Leys et al., 1990; Gürtler et al., 1994) Le groupe N, pour « Neither M Neither O » ou non M non O en français, identifié en 1998 (Simon et al., 1998), est encore moins répandu que le groupe O avec jusqu'à présent seulement 14 cas d'infections de groupe N documentées, tous situés au Cameroun (Vallari et al., 2010). Récemment un nouveau cas d'infection par le VIH-1 groupe N a été rapporté au Togo, suggérant que ce virus a cependant franchi les frontières du Cameroun (Delaugerre et al., 2011). Enfin, le groupe P a été découvert en 2009 chez une femme Camerounaise vivant en France, puis chez un second patient également originaire du Cameroun (**figure 1**) (Plantier et al., 2009; Vallari et al., 2011).

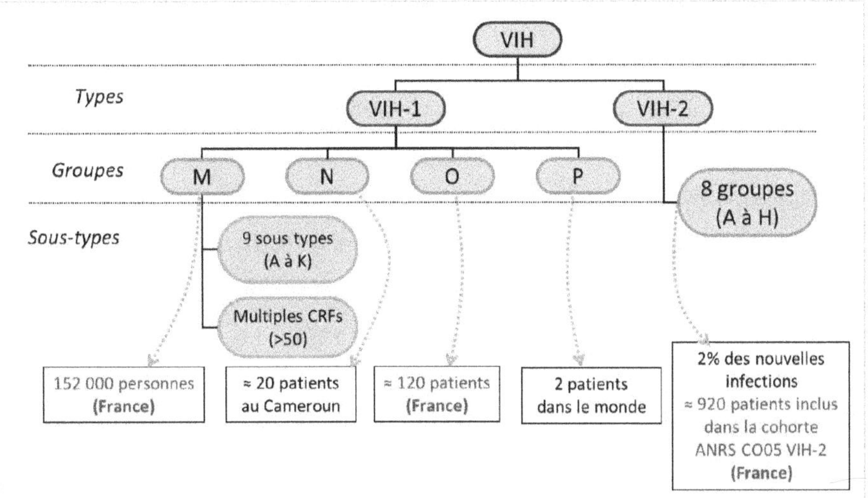

Figure 1 : Classification des différents virus VIH.

Le VIH-2 est divisé en huit groupes distincts, de A à H. Seuls les groupes A et B sont réellement répandus et tous les autres groupes du VIH-2 ont été identifiés de façon isolée sans propagation secondaire décrite (Sharp and Hahn, 2011). Une seule forme recombinante est décrite aujourd'hui : le VIH2-CRF01_AB, issue d'une recombinaison entre le groupe A et le groupe B (**figure 2**) (Ibe et al., 2010).

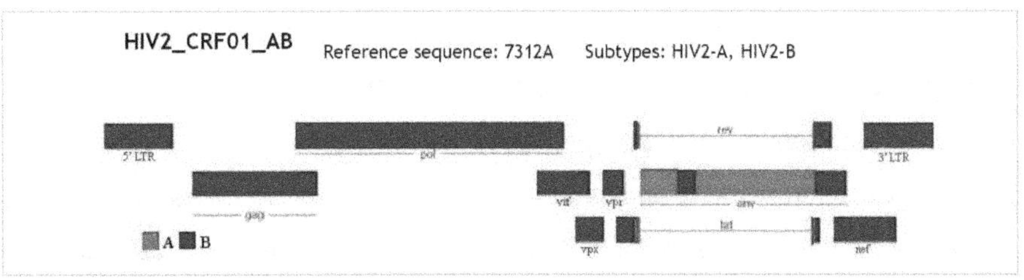

Figure 2 : Carte de recombinaison du VIH2_CRF01_AB.
http://www.hiv.lanl.gov/content/sequence/HIV/CRFs/CRFs.html

2. <u>Origines des virus VIH</u>

Origines des VIH de type 1

Dès 1989, a été émise l'hypothèse selon laquelle les chimpanzés pourraient être les réservoirs du VIH-1 grâce à la caractérisation, chez deux chimpanzés, d'infections lentivirales par des virus de l'immunodéficience simienne (VIS) isogéniques et phylogénétiquement proches du VIH-1, souches désignées GAB1 et GAB2 (Peeters et al., 1989; Huet et al., 1990). Le VIH serait alors issu d'une transmission inter-espèce du chimpanzé à l'homme, probablement au décours d'accidents de chasse ou de boucherie lors de la consommation de viande de singe. En parallèle, E. Hooper publia un livre, « The river », dans lequel il expose l'hypothèse que le passage du VIS du singe vers l'homme serait lié aux grandes campagnes de vaccination contre la poliomyélite par le vaccin Sabin dans les environs de Stanleyville, ou Kisangani maintenant, en République démocratique du Congo (Hooper, 1999). Le vaccin Sabin est préparé par culture d'une souche du virus de la poliomyélite sur des tissus de rein de singe. Dans cette hypothèse, les chimpanzés utilisés auraient été infectés par le VIS et, le vaccin étant administré par voie orale, il aurait pu alors provoquer l'infection des patients vaccinés par le VIS. Cette hypothèse est cependant largement réfutée par la communauté scientifique car le tissu rénal utilisé est très pauvre en lymphocytes, le vaccin a été produit à l'aide de tissu rénal d'autres singes et non de chimpanzés, les lots de vaccin incriminés ont aussi été utilisés dans les pays du Nord sans provoquer d'infection par le VIS et la variation génétique entre le VIS et le VIH de la région évoquée semble très supérieure à ce qu'il est possible d'obtenir au regard de la chronologie décrite (Moore, 1999; Worobey et al., 2004). En 2006 et 2007, de nouvelles études de grande ampleur sont venues confirmer l'origine des VIH-1 de groupe M et N comme dérivant de différents virus VIS de chimpanzés (Keele et al., 2006; Van Heuverswyn et al., 2007). Le VIH-1 de groupe O a une parenté phylogénétique avec certaines souches VIS du gorille. Cependant, ces dernières souches VIS semblent encore trop éloignées pour être directement à l'origine des VIH-1 de groupe O, il existe donc probablement un autre réservoir simien du VIH-O encore inconnu à ce jour (Van Heuverswyn et al., 2006). Le VIH-1 de type P semblerait bien, quant à lui, dériver directement de souches VIS du gorille, même si l'hypothèse d'une transmission à partir d'un chimpanzé ne peut pas être exclue à ce jour (Plantier et al., 2009).

Les dates des transmissions initiales, approchées par datation moléculaire, sont estimées au tout début du XXe siècle pour le VIH-1 groupe M (1884-1924), aux années 1920 (1890-1940) pour le VIH-1 groupe O et aux années 1960 (1948-1977) pour le VIH-1 groupe N (Wertheim and Worobey, 2009).

Origines des VIH de type 2

La même année que pour le VIH-M, 1989, une souche de VIS, le VISsm a été caractérisé et identifié comme très proche du VIH-2. Cette souche de VIS circule chez les singes Sooty mangabeys (*Cercocebus atys*), un primate présent en Afrique de l'Ouest (**figure 3**) (Hirsch et al., 1989). La date de transmission à l'homme, estimée par datation moléculaire, se situe dans les années 1930 (1906-1961) pour les VIH-2 de groupe A et de groupe B (Wertheim and Worobey, 2009).

3. *Epidémiologie du VIH-2*

Alors que le VIH-1 est un virus pandémique, infectant plus de 33 millions de personnes à travers le monde, le VIH-2 n'est endémique que dans les pays de l'Afrique de l'Ouest principalement en Guinée-Bissau, Gambie, Sénégal, Cap-Vert, Côte d'Ivoire, Mali, Sierra Leone et Nigeria, chacun de ces pays ayant reporté une prévalence du VIH-2 dans la population générale supérieure à 1% au début des années 1980 (Horsburgh and Holmberg, 1988; De Cock et al., 1991). Le nombre de personnes infectées dans cette région est estimé entre 1 et 2 millions de personnes (Gottlieb et al., 2008). Le VIH-2 est aussi retrouvé dans les deux principales puissances coloniales ayant occupé ces régions : la France et le Portugal. Au Portugal, le VIH-2 est responsable de 4,5% des cas de SIDA (Soriano et al., 2000). En France, la très grande majorité des patients sont inclus et suivis dans la cohorte ANRS CO5 VIH-2, celle-ci regroupe actuellement environ 920 patients. Entre 2003 et 2007, le VIH-2 a été responsable de 2 % (358 cas) des infections VIH nouvellement diagnostiquées en France. Parmi eux, 8 % étaient co-infectés par le VIH-1. La majorité de ces nouveaux patients infectés par le VIH-2 sont originaires d'Afrique de l'Ouest (91 %) dont la moitié en Côte-d'Ivoire, 10 % au Mali et 9 % au Sénégal (Brunet et al., 2008). Le VIH-2 est aussi très présent dans les anciennes colonies du Portugal : en Angola, au Mozambique, au Brésil et dans quelques villes d'Inde (Campbell-Yesufu and Gandhi, 2011). Enfin, un nombre croissant de cas est actuellement observé aux Etats-Unis avec 242 cas recensés en 2009 (**figure 4**) (HIV-2 Infection Surveillance--United States, 1987-2009, 2011).

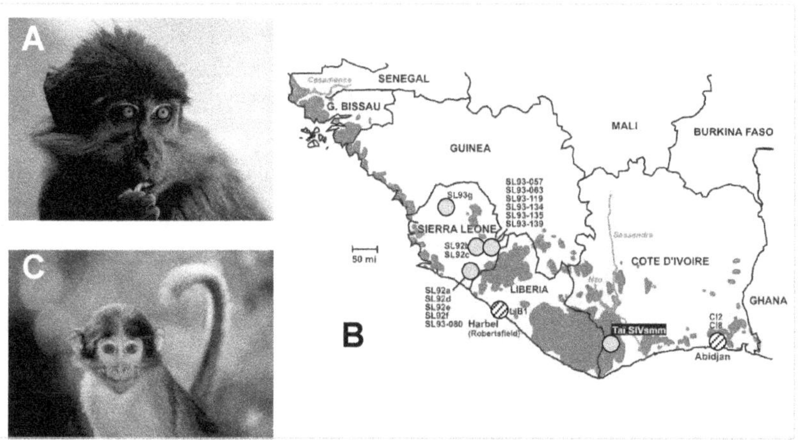

Figure 3 : Le Sooty mangabey (Cercocebus atys) (A), ou « mangabey enfumé », est un singe vivant dans les forêts côtières présentes de l'est du Sénégal au Ghana (B). L'espèce est classée comme vulnérable et la race présente à l'Est, connue sous le nom de managabey à collier blanc (Cercocebus atys lunulatus) (C) est considérée comme en voie de disparition, il ne semble pas être naturellement porteur des VISsmm mais est sensible à ces virus. Les sites de captures de mangabey sauvage infectés par les souches VISsmm sont indiqués par des ronds grisés, tandis que les sites où ont été identifiés des mangabey en captivité et infectés par les souches VISsmm sont indiqués par des ronds hachurés.

Images : (A) http://pin.primate.wisc.edu/factsheets/image/440 ; (B) Santiago et al., 2005; (C) http://www.kpbs.org/photos/2010/mar/24/4060/

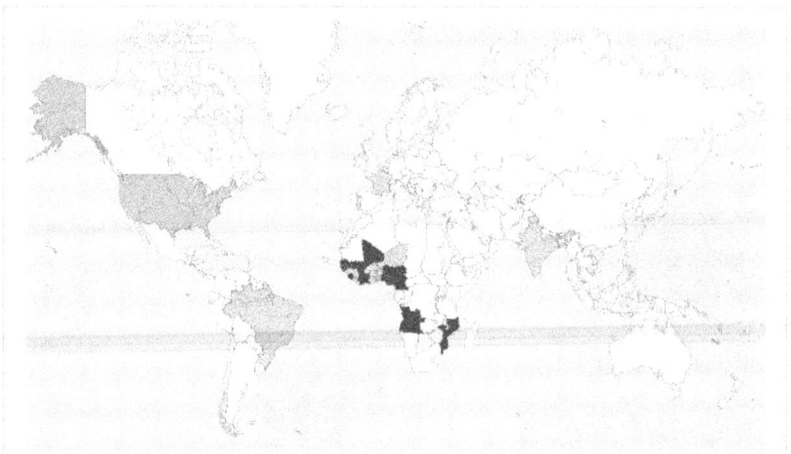

Figure 4 : *Epidémiologie du VIH-2 dans le monde. Les pays ayant une prévalence du VIH-2 dans la population générale > 1% sont indiqués en gris sombre.*

Ces dernières années, la prévalence du VIH-2 semble en déclin dans les pays d'Afrique de l'Ouest, en particulier chez les jeunes, tandis que la prévalence du VIH-1 est en augmentation (Da Silva et al., 2008; van der Loeff et al., 2006; Gianelli et al., 2010). Ainsi, dans la zone rurale au nord-ouest de la Guinée-Bissau la prévalence de l'infection par le VIH-2 est passée de 8,3% en 1990 à 4,7% en 2000 tandis que la prévalence de l'infection par le VIH-1 est passée de 0,5 à 3,6% sur la même période (Tienen et al., 2010). Ce phénomène peut être expliqué par plusieurs hypothèses : la plus faible capacité de transmission du VIH-2 par rapport au VIH-1, une plus longue survie des patients infectés par le VIH-2, ou bien encore un âge plus élevé au moment de l'infection par le VIH-2.

Les mécanismes expliquant d'abord l'émergence de l'épidémie ouest africaine du VIH-2, dont l'épicentre se situe en Guinée-Bissau, puis la diminution actuelle de la prévalence du VIH-2 au profit du VIH-1, ne sont pas clairement identifiés. L'épidémie présente en Guinée-Bissau pourrait avoir été exportée au reste de l'Afrique de l'Ouest pendant la guerre d'indépendance de la Guinée-Bissau. Cependant, l'origine de l'épidémie en Guinée-Bissau reste mystérieuse dans la mesure où ce pays n'a jamais eu sur son territoire de grandes populations de singes Sooty mangabey. Paradoxalement, le Libéria et la Sierra-Léone ont de très importantes colonies de Sooty mangabey mais une beaucoup plus faible prévalence du VIH-2 (Pépin et al., 2006). De même, la forêt Taï en Côte d'Ivoire, abrite une importante communauté de Mangabey infectés par les souches VISsmm semblant être à l'origine de 5 des 8 groupes du VIH-2, dont les groupes A et B (Santiago et al., 2005). Si cette hypothèse est juste, il doit exister des facteurs propres à la Guinée-Bissau expliquant une telle prévalence de l'infection par le VIH-2, si loin de son berceau d'origine.

II. Bases virologiques de l'infection par le VIH

1. Structure et génome de la particule VIH

Le VIH appartient à la famille des *Retroviridae* (genre *Lentivirus*) dont les caractères généraux sont la présence d'un génome constitué d'acide ribonucléique (ARN) monocaténaire de polarité positive, d'une capside, d'une enveloppe, d'une ADN polymérase ARN dépendante (transcriptase inverse, TI), d'une protéase et d'une intégrase (**figure 5**). Chaque virion est constitué de deux copies identiques de génome rassemblées dans un core viral composé : d'une matrice protéique comportant une protéine associée à la protéase virale de poids moléculaire 17kDa (p17) pour le VIH-1 et de 16kDa (p16) pour le VIH-2 ; d'une capside comportant une protéine de poids moléculaire 24kDa (p24) pour le VIH-1 et de 26kDa (p26) pour le VIH-2, d'une protéine étroitement liée aux molécules d'ARN : la nucléocapside (p7 pour le VIH-1 et p8 pour le VIH-2), ainsi que d'une enveloppe, dérivée de la membrane cytoplasmique de la cellule infectée, dans laquelle sont insérées les deux glycoprotéines virales de l'enveloppe : la glycoprotéine transmembranaire TM (gp41 pour le VIH-1 et gp35 pour le VIH-2) et la glycoprotéine de surface SU (gp120 pour le VIH-1 et gp105 pour le VIH-2) qui est elle-même fixée sur la glycoprotéine TM. Le VIH a pour principales cellules cibles les lymphocytes T CD4+ et les monocytes.

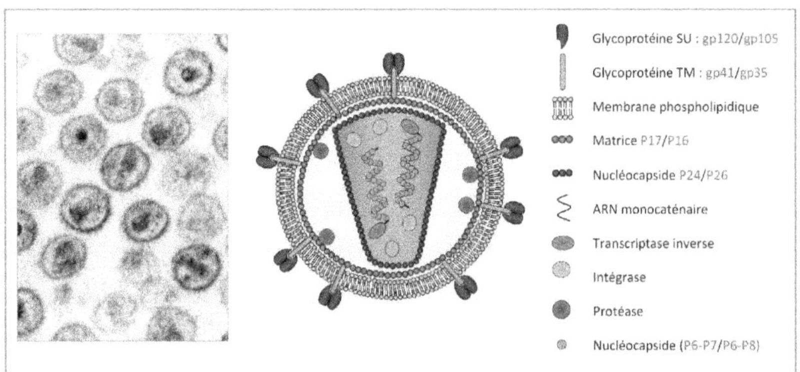

Figure 5 : *Structure de la particule virale VIH. Les noms des différentes protéines sont indiqués respectivement pour les VIH-1/VIH-2.*

Microscopie électronique : http://fr.wikipedia.org/wiki/Virus_de_l'immunodéficience_humaine

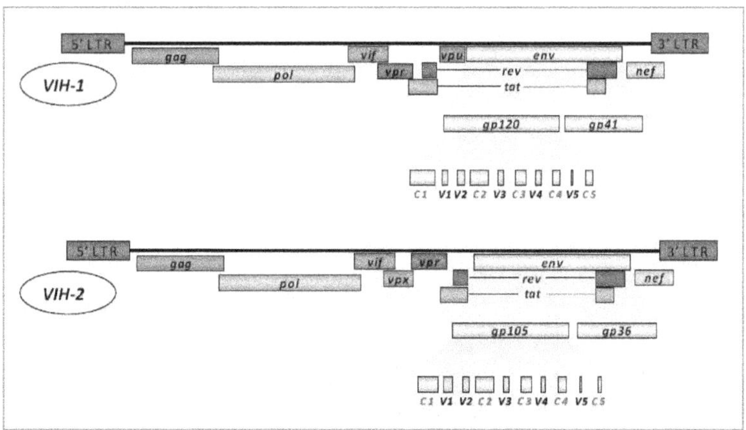

Figure 6 : *Structure génomique du VIH-1 et du VIH-2. L'ARN viral est encadré par deux LTR (Long Terminal Repeat). En plus des trois gènes gag, pol et env, le VIH présente six gènes supplémentaires, régulateurs de la réplication virale (tat, rev, nef, vif, vpr communs aux deux virus et vpu pour le VIH-1 ou vpx pour le VIH-2). Le gène env comprend le gène des glycoprotéines de surface (SU) et transmembranaire (TM), le gène de la protéine SU est divisé en cinq régions variables (V1 à V5) et cinq régions constantes (C1 à C5).*

Chaque molécule d'ARN génomique du virus est constituée de trois gènes codant pour les différentes protéines de structure (**figure 6**) : *gag* (group specific antigen), *pol* (polymerase gene) et *env* (envelope gene), codant respectivement les protéines internes, les trois enzymes virales (transcriptase inverse, protéase et intégrase) et les glycoprotéines d'enveloppe (TM et SU). L'ARN génomique présente aussi 6 gènes régulateurs de la réplication virale : *tat, rev, nef, vif, vpr* et soit *vpu* (pour le VIH-1), soit *vpx* (pour le VIH-2).

2. *Cycle de réplication et tropisme cellulaire du VIH*

La reconnaissance et la liaison du virus sur sa cellule cible est la première étape du cycle de réplication virale, c'est une étape complexe qui se déroule en plusieurs temps. La protéine SU (gp120 pour le VIH-1 ou gp105 pour le VIH-2) assure la reconnaissance et la liaison du virus à son principal récepteur cellulaire : la molécule CD4. Une fois liée au CD4, la protéine SU change de conformation et fixe alors une seconde molécule présente à la surface cellulaire : le corécepteur (**figure 7**). Les deux corécepteurs majeurs utilisés *in vivo* par le VIH sont le CCR5 et le CXCR4. La plupart des souches virales n'utilisent qu'un seul de ces deux corécepteurs, le virus est dit de tropisme R5 si le virus utilise exclusivement le corécepteur CCR5, il est dit de tropisme X4 s'il utilise exclusivement le corécepteur CXCR4 et de tropisme double ou mixte s'il s'agit soit d'un virus utilisant indifféremment les deux corécepteurs, soit d'unmélange de virus de tropisme R5 et X4. Le tropisme viral (R5 ou

X4) varie au cours de l'histoire naturelle de l'infection VIH. Au début de l'infection les virus utilisent majoritairement le corécepteur CCR5 et seulement 15% des patients ont un virus de tropisme X4 au moment de la primo infection par le VIH-1 (Frange et al., 2009). Les virus de tropisme X4 ou double/mixte sont isolés surtout aux stades avancés de l'infection, de manière corrélée avec la diminution du taux de lymphocytes T CD4+ (**figure 8**) (Brumme et al., 2005).

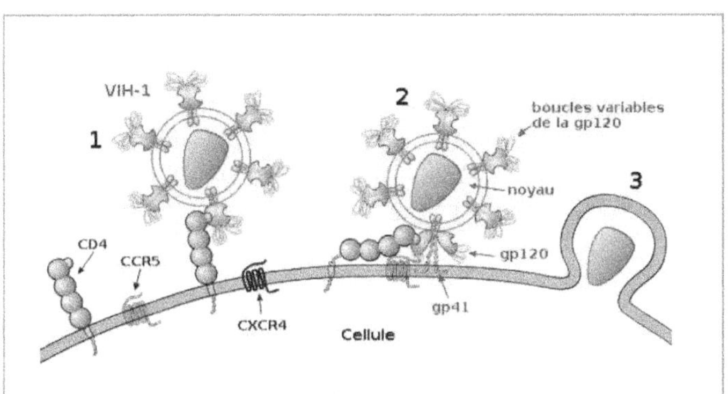

Figure 7 *: Différentes étapes de la fusion du virion VIH avec une cellule cible. Après la reconnaissance du récepteur CD4 par les parties V1 et V2 de la protéine de surface (gp120 pour le VIH-1 ou gp105 pour le VIH-2), la boucle V3 reconnaît un des deux corécepteurs (CCR5 ou CXCR4). Le peptide de fusion de la protéine virale transmembranaire (gp41 pour le VIH-1 ou gp35 pour le VIH-2) est alors exposé et va induire la fusion avec la cellule cible.*

Image : http://fr.wikipedia.org/wiki/Virus_de_l'immunodéficience_humaine

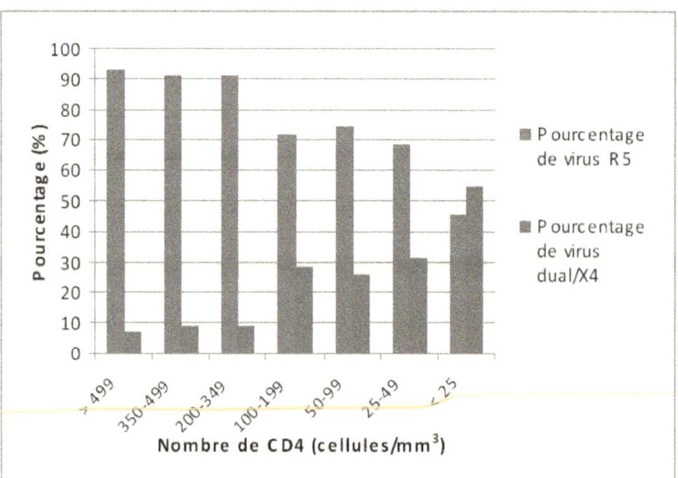

***Figure 8** : Evolution de la proportion de patients infectés par le VIH-1 ayant un virus de tropisme R5 ou dual/X4 en fonction du nombre de lymphocytes T CD4. Selon Brumme et al. Journal of Infectious Diseases. 2005;192:466-74.*

La liaison de la protéine SU au corécepteur permet un nouveau changement de conformation ; la protéine TM (gp41 pour le VIH-1 ou gp36 pour le VIH-2) expose alors le peptide de fusion qui va permettre la fusion des membranes virales et cellulaires. La nucléocapside virale passe alors dans le cytoplasme cellulaire (**figure 7**).

Immédiatement après l'entrée du virus dans la cellule hôte, la TI virale catalyse la rétrotranscription du génome viral en un ADN double brin qui entre ensuite dans le noyau et s'intègre dans l'ADN chromosomique cellulaire grâce à l'intégrase virale. Lors de la réplication, l'ADN proviral va être transcrit en ARN génomique par une enzyme cellulaire, l'ARN polymérase II. Certains ARN vont subir un épissage pour former différents ARN messagers. L'ARN génomique et les ARN messagers sont exportés hors du noyau.

Lors de la traduction, les ribosomes vont traduire les ARN messagers pour donner naissance aux polyprotéines Env, Gag et Gag-Pol. La polyprotéine Env est clivée par une protéase cellulaire, pour donner les deux glycoprotéines d'enveloppe TU et SM. Toutes ces protéines se regroupent, avec les ARN génomiques, à la membrane cellulaire. Les polyprotéines Gag et Gag-Pol sont clivées par la protéase virale lors du bourgeonnement du virion à la surface de la cellule : c'est l'étape de maturation qui va produire les protéines de structure matures constituant la partie interne du virion (nucléocapside et matrice) et les enzymes virales (TI, protéase et intégrase), permettant la formation d'un virion infectieux (**figure 9**).

III. Particularités de l'infection par le VIH-2

1. Evolution clinique de l'infection par le VIH-2

Les patients infectés par le VIH-2 ont une évolution plus lente vers le stade SIDA que les patients infectés par le VIH-1 (Ancelle et al., 1987; Brun-Vezinet et al., 1987; Matheron et al., 2003). Ainsi, dans une étude menée chez 131 prostituées de

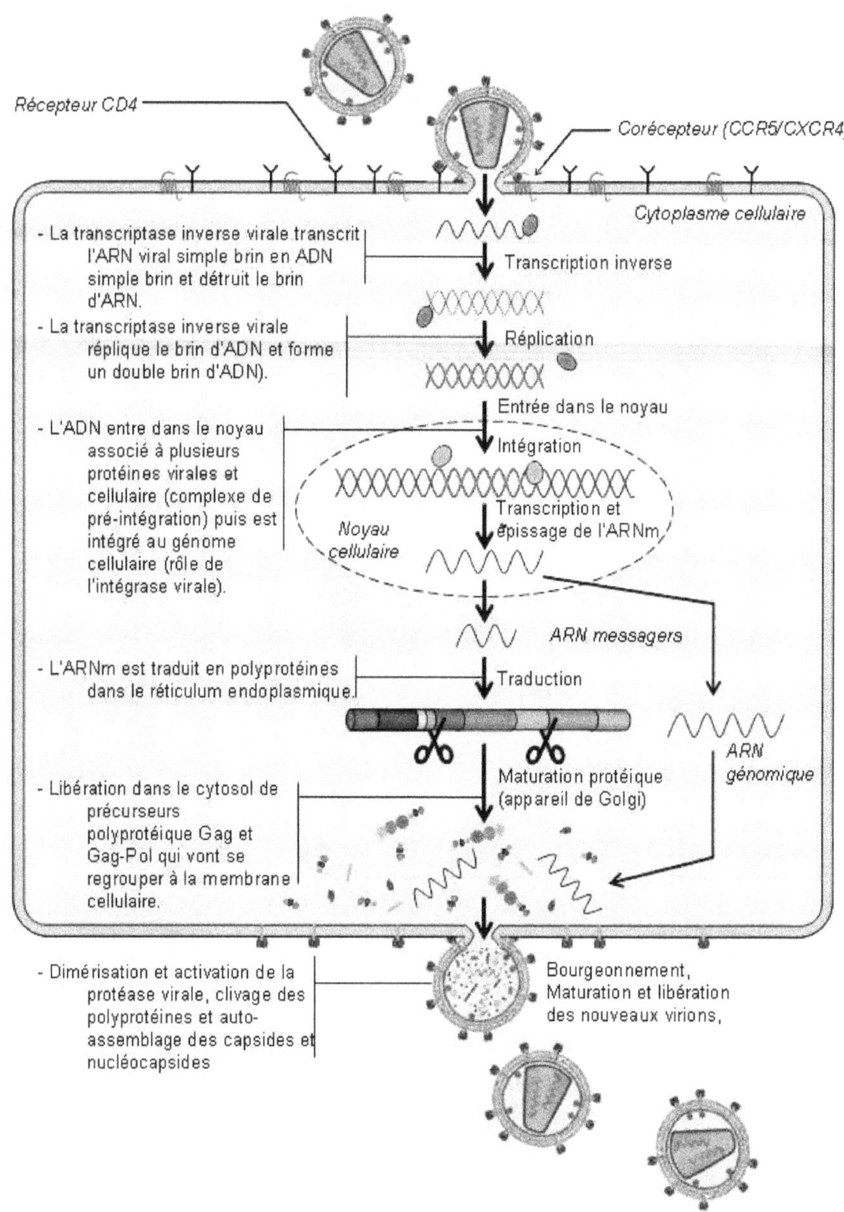

Figure 9 : Cycle de réplication du VIH.

Dakar de 1985 à 1993 et comparant les taux de progression du VIH-1 et du VIH-2 vers le stade SIDA (Marlink et al., 1994), les patientes VIH-1 positives ayant une date de contamination connue avaient une probabilité de non-survenue d'événement SIDA à 5 ans de 66,9 % alors que, pour les patientes infectées par le VIH2, cette probabilité était de 94,7 %. Le taux de patients non progresseurs à long terme (asymptomatiques et ayant plus de 500 CD4/mm^3 au moins 8 ans après le diagnostic) est 10 à 40 fois plus élevé dans le cadre de l'infection par le VIH-2 que chez les patients infectés par le VIH-1 (Thiébaut et al., 2011).

L'évolution vers le décès des patients au stade SIDA est aussi plus lente avec un temps de survie médian dans une étude française de 3 et 4 ans respectivement pour les patients infectés par le VIH-1 et le VIH-2 (Matheron et al., 1997), ou de 6 et 12 mois respectivement pour le VIH-1 et le VIH-2 dans une étude menée en Gambie (Martinez-Steele et al., 2007).

La mortalité globale est plus faible avec le VIH-2, ainsi en Ouganda et en Guinée-Bissau, la mortalité des patients infectés par le VIH-2 était 2 fois supérieure à celle de la population non infectée par le VIH, tandis que dans le cas du VIH-1 elle était 9,7 fois supérieure à la population générale (Poulsen et al., 1997; Nunn et al., 1997). Dans les populations infectées ayant un taux de lymphocyte T CD4+ inférieur à 200 cellules/mm^3 il n'apparaît pas de différence de mortalité entre les patients infectés par le VIH-1 et le VIH-2 (Matheron et al., 1997).

2. *Taux de transmission du VIH-2*

Le taux de transmission est plus faible avec le VIH-2 que dans le cas du VIH-1, que ce soit par voie sexuelle (transmission 12 fois plus faibles que le VIH-1 en zone d'endémie VIH-2 entre 1985 et 1993) (Kanki et al., 1994) ou par voie materno-foetale (Matheron et al., 1990; Pádua et al., 2009; Burgard et al., 2010). Ces différences expliquent sans doute en grande partie pourquoi le VIH-1 est actuellement en train de supplanter le VIH-2 en Afrique de l'Ouest. La transmission du VIH-2 par voie parentérale, lors des excisions féminines ou bien lors de traitement par voie intraveineuse contre le paludisme ou les trypanosomiases, semble aussi avoir été un moyen de transmission efficace du VIH-2 en Afrique, sans cependant avoir été le principal vecteur (Pépin et al., 2006).

3. *Charge virale plasmatique du VIH-2*

Les patients infectés par le VIH-2 présentent une charge virale plasmatique moins fréquemment détectable. Ainsi, dans deux cohortes africaines de patients infectés par le VIH-2, entre 38% et 44% des patients présentent des charges virales indétectables (Popper et al., 1999; Ariyoshi et al., 2000). En France en 1994, 46% des patients infectés par le VIH-2 présentaient une charge virale plasmatique spontanément indétectable (Loussert-Ajaka et al., 1994). En 2001, cette proportion passaient à 52% (Matheron et al., 2003) et aujourd'hui, sans doute du fait des efforts réalisés en matière de dépistage, ce sont 70% des patients inclus dans la cohorte ANRS CO5 VIH-2 qui ont une charge virale plasmatique indétectable en l'absence de traitement antirétroviral (rapport d'activité 2012 de la cohorte ANRS CO5 VIH-2). Malgré l'absence de réplication virale dans le compartiment sanguin, 45% des patients spontanément indétectables évoluent dans la maladie vers le SIDA (Thiébaut et al., 2011) et il n'existe pas à ce jour de marqueurs pronostic permettant d'identifier ces patients préalablement à la chute des CD4 et à l'apparition d'évènements cliniques.

En plus de cette forte proportion de patients dit indétectables, les charges virales retrouvées dans l'infection par le VIH-2 sont environ 30 fois plus basses que dans l'infection par le VIH-1 et ceci à tous les stades de l'infection (Popper et al., 1999; Andersson et al., 2000). La charge virale plasmatique VIH-2 est, comme dans le cas du VIH-1, corrélée à un nombre plus bas de lymphocyte T CD4+, à une décroissance plus rapide du nombre de lymphocytes T CD4+, et à la progression clinique (Ariyoshi et al., 2000; Matheron et al., 2003).

4. Résistance aux antirétroviraux

Le VIH-2 est un virus hautement résistant. Il présente des résistances naturelles à un tiers des antirétroviraux actuellement disponibles et efficaces sur le VIH-1. Ainsi les inhibiteurs non nucléosidiques de la transcriptase inverse (INNTI) (Ren et al., 2002), l'inhibiteur de fusion (enfuvirtide - T20) (Poveda et al., 2005) ou certains inhibiteurs de protéase (IP) comme l'amprénavir, l'atazanavir ou le tipranavir (Desbois et al., 2008) sont inefficaces. De plus, concernant les autres IP, le VIH-2 présente une moins bonne sensibilité que le VIH-1 et les trois IP les plus efficaces sur le VIH-2 sont le saquinavir, le lopinavir et le darunavir (Desbois et al., 2008). Le VIH-2 est sensible aux inhibiteurs nucléosidiques de la transcriptase inverse (INTI) (Smith et al., 2008) et aux inhibiteurs de l'intégrase (Roquebert et al., 2008).

En plus de ces résistances naturelles, le VIH-2 sélectionne aussi plus de résistances croisées que le VIH-1. Ainsi concernant les INTI, le VIH-2 sélectionne plus fréquemment que le VIH-1 la mutation Q151M, appelée « complexe de multirésistance » car induisant une résistance croisée à la quasi-totalité des INTI. Les mutations K65R et M184V sont aussi très fréquemment et rapidement sélectionnées. Concernant les IP, le VIH-2 sélectionne facilement la mutation I54M, souvent associée aux mutations I82F, I84V/F, L90M, and I50V. L'association I54M et I82F, notamment, confère une résistance croisée et de haut niveau aux IP (Ntemgwa et al., 2009; Charpentier et al., 2013).

5. Reconstitution immune sous traitement antirétroviral

La reconstitution immune sous traitement antirétroviral est beaucoup moins importante chez les patients infectés par le VIH-2 que dans le cas du VIH-1. Ainsi dans la cohorte ANRS CO5 VIH-2, il a été décrit une augmentation des lymphocytes T CD4+ de 48 cellules/mm^3 à un mois de la mise sous traitement et pratiquement nulle par la suite, avec un gain d'encore seulement 10 cellules/mm^3 à un an, très éloignée de la reconstitution immune observée classiquement à la même époque pour le VIH-1 (150 cellules/mm^3 à un an) (Matheron et al., 2006). Depuis, des études plus récentes ont cependant montré une reconstitution immune plus importante avec une augmentation des lymphocytes T CD4+ à un an entre 72 et 144 cellules/mm^3 à un an, en fonction des traitements mis en place (Benard et al., 2011).

Les mécanismes expliquant cette plus faible reconstitution immune, dans le cadre d'un virus plus faiblement réplicatif, provoquant moins d'apoptose que le VIH-1 et malgré un traitement antirétroviral efficace, sont encore incompris à ce jour.

Partie II

-

Introduction sur le tropisme viral et inhibiteurs du corécepteur CCR5

I. La nouvelle classe thérapeutique des inhibiteurs du corécepteur CCR5

1. Le CCR5, récepteur de chimiokines et corécepteur du VIH

Les corécepteurs du VIH ont été identifiés en 1996 : le CXCR4 pour les souches VIH à tropisme lymphocytaire T (Feng et al., 1996) et le CCR5 pour les souches VIH à tropisme macrophagique (Deng et al., 1996; Dragic et al., 1996). Ces deux corécepteurs sont deux récepteurs de chimiokines appartenant à la famille des récepteurs membranaires couplés à la protéine G. Ils sont constitués d'un domaine N-terminal extracellulaire, de sept domaines transmembranaires et d'un domaine C-terminal intracellulaire. Le seul ligand connu à ce jour pour le CXCR4 est la chimiokine CXCL12 (SDF-1) qui se lie de manière quasi-exclusive au seul récepteur CXCR4 et joue un rôle primordial dans les phénomènes de chimiotactisme lymphocytaire, d'embryogénèse et de carcinogénèse. Le CCR5 lie plusieurs ligands appartenant à la famille des chimiokines C-C, essentiellement CCL3 (MIP-1α), CCL4 (MIP-1β) et CCL5 (RANTES) (Samson et al., 1996). Le récepteur CCR5 semble impliqué dans des phénomènes de chimiotactisme et de coactivation cellulaire (Lillard et al., 2001). Son rôle dans la réponse à certains autres pathogènes et dans la cancérogénèse est très discuté. Le CCR5 n'est pas indispensable à la vie : les sujets homozygotes pour l'allèle *CCR5-Δ32*, qui n'exprime pas le CCR5 suite à une délétion de 32 acides aminés dans le promoteur du gène, ont une espérance de vie normale malgré une plus forte prévalence d'hypertension artérielle (Nguyêñ et al., 1999) et une moins bonne efficacité de l'immunité anti-infectieuse (virus de West-Nile, de Tick Born Encephalitis ou de l'hépatite C) (Glass et al., 2006; Kindberg et al., 2008; Woitas et al., 2002) que la population générale.

Le CCR5 est un récepteur exprimé à la surface de nombreuses cellules de l'organisme. Il est exprimé à la surface de certaines cellules hématopoïétiques (cellules dendritiques immatures, monocytes et macrophages, lymphocytes T), de cellules du système nerveux central (neurones, astrocytes et cellules micro-gliales), de certaines cellules épithéliales et endothéliales, de cellules musculaires lisses vasculaires et de fibroblastes. La densité du récepteur CCR5 à la surface cellulaire est estimée entre 4000 et 24000 molécules pour les lymphocytes T CD4+ (Reynes et al., 2000). Cette densité est globalement constante pour un individu et il est possible de définir des populations cellulaires à forte ou à faible densité de CCR5. Cette variation de densité est expliquée par l'existence de polymorphismes génétiques dans le promoteur du gène du CCR5. Chez les patients infectés par le VIH, la densité cellulaire de CCR5 est significativement corrélée à la rapidité de progression de l'infection par le VIH (Reynes et al., 2000; Martin et al., 1998; McDermott et al., 1998; Mummidi et al., 1998). Les sujets homozygotes pour la délétion Δ32 du promoteur du gène CCR5, qui se traduit par la perte complète d'expression du CCR5, sont même habituellement résistants à l'infection par le VIH (Dean et al., 1996; Liu et al., 1996).

L'expression du CCR5 à la surface de la cellule peut être influencée par différentes chimiokines : celles se liant au CCR5, ainsi que l'IL-2, l'IL-15 et l'IFN-γ qui vont augmenter le niveau d'expression du CCR5, à l'inverse l'IL-4, l'IL-10 ou l'IL-16 vont diminuer le niveau d'expression du CCR5 (Kinter et al., 2000). L'administration à des volontaires sains de certains antagonistes du CCR5 bloquant la liaison CCR5-chimiokine a permis d'observer une augmentation du niveau d'expression du CCR5 sur les lymphocytes T CD4+ (Lin et al., 2008).

2. *Les inhibiteurs du CCR5 : mode d'action*

La nouvelle classe des inhibiteurs du CCR5 est la première classe antirétrovirale à avoir pour cible une protéine cellulaire et non une protéine virale. Ces molécules viennent se fixer sur le récepteur cellulaire CCR5, à l'intérieur d'une cavité située entre les hélices traversant la membrane (**figure 10**), et provoquent un changement de conformation de celui-ci, empêchant sa reconnaissance par la protéine virale SU (gp120/gp105) (Dragic et al., 2000; Wang and Duan, 2008). Ces molécules bloquent le cycle infectieux des virus avant leur entrée dans la cellule cible. Les inhibiteurs du CCR5 ne sont actifs que sur les virus R5 et n'ont aucune efficacité sur les virus à tropisme double/mixte ou X4. Le tropisme du virus doit donc être déterminé pour chaque patient avant une éventuelle mise sous traitement par un inhibiteur du CCR5.

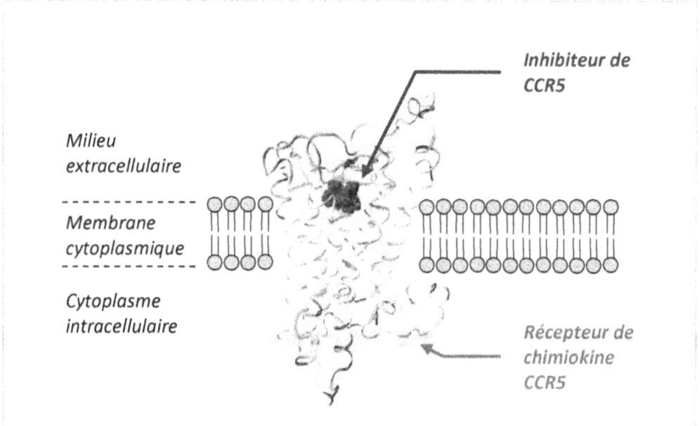

Figure 10 : *Site de fixation des inhibiteurs du récepteur de chimiokine CCR5, d'après Wang et Duan 2008.*

En plus de l'effet antiviral, le blocage du récepteur CCR5 pourrait aussi avoir d'autres effets bénéfiques. Il pourrait diminuer la déplétion en lymphocytes T CD4+ observée chez les patients par différents mécanismes : blocage de la formation de syncitia (résultats de la fusion entre les cellules infectées exprimant à leur surface les protéines virales gp41 et gp120 et les cellules non infectées exprimant le CD4 et le CCR5), diminution de l'apoptose induite par la gp120 (dépendante de la quantité de CCR5 exprimée par les cellules (Lelièvre et al., 2004)), blocage de la liaison intracellulaire de la gp120 au CCR5 non exprimé à la membrane plasmique, cette liaison provoquant aussi la lyse cellulaire (Madani et al., 2007).

Les inhibiteurs du CCR5 ont montré un effet antiviral synergique, *in vitro*, quand ils sont associés à d'autres antirétroviraux (Tremblay et al., 2002). Pour expliquer cette synergie, plusieurs travaux ont rapporté *in vivo* une meilleure réponse thérapeutique à différents antirétroviraux en présence d'une plus faible densité membranaire en CCR5 des lymphocytes T CD4+ (Gervaix et al., 2002; Vincent et al., 2006). Cette synergie pourrait donc être liée à une occupation des récepteurs CCR5 par les inhibiteurs du CCR5 qui provoquerait une diminution de la densité fonctionnelle des récepteurs.

3. *Molécules commercialisées et en développement clinique avancé*

Trois inhibiteurs du corécepteur CCR5 ont fait, à ce jour, l'objet d'essais cliniques randomisés. L'aplaviroc a été arrêté en phase IIb suite à l'apparition de 4 cas de toxicité hépatique parfois fatale. Le vicriviroc a fait l'objet de deux études de phase III (VICTOR-E3 et VICTOR-E4), mais son développement est aujourd'hui suspendu. Enfin, le maraviroc (Celsentri®) est la seule molécule commercialisée aujourd'hui. Son autorisation de mise sur le marché, ne concerne que le VIH-1 et précise qu'« il est nécessaire de confirmer que seul le virus VIH-1 à tropisme CCR5 est détecté (c'est-à-dire qu'aucun virus à tropisme CXCR4 ou à tropisme double/mixte n'est détecté) sur un échantillon sanguin récemment prélevé en utilisant une méthode de détection sensible validée de façon adéquate ». Au cours des essais cliniques du maraviroc, le tropisme viral a été défini par le test phénotypique Trofile™. L'utilisation en routine des tests génotypiques, permettant la détermination du tropisme du VIH-1 par l'étude de la séquence de la boucle V3 de la gp120, a été approuvée par la Haute Autorité de Santé (HAS) en juillet 2009.

Un nouvel inhibiteur du CCR5 est actuellement en développement : le cenicriviroc. Actuellement en phase IIb, ce nouvel inhibiteur a, jusqu'ici, montré une efficacité équivalente à l'efavirenz (INNTI) et un bon profil de tolérance. Le cenicriviroc a la particularité d'inhiber à la fois le CCR5 et un second récepteur de chimiokine : le CCR2 (Gathe et al., 2013).

4. Rôle des corécepteurs accessoires dans l'infection par le VIH-2

Le VIH-2 a souvent été rapporté comme capable d'utiliser *in vitro* de nombreux corécepteurs différents, en plus des seuls CCR5 et CXCR4, comme les récepteurs CCR1, CCR2b, CCR3, CCR8, BOB, BONZO, CX3CR1, gpr1, APJ et US28 (McKnight et al., 1998; Mörner et al., 1999). Cette notion de large utilisation de corécepteurs accessoires ont conduit à penser que le VIH-2 ne serait pas efficacement bloqué par le maraviroc. Cependant l'utilisation des mêmes corécepteurs est aussi décrite dans le cas du VIH-1 et plusieurs autres travaux ont montré que le CCR5 et le CXCR4 sont les corécepteurs très majoritairement utilisés par le VIH-2 *in vivo* ou *in vitro* (Mörner et al., 1999, 2002; Blaak et al., 2005). Beaucoup des travaux sur les corécepteurs du VIH-2 ont été réalisés à l'aide de lignées cellulaires U87 qui présentent un haut niveau d'infection non spécifique (infection des lignées exprimant le CD4 sans aucun corécepteur) dans le cadre de l'infection par le VIH-2 et ne sont donc pas un bon modèle pour l'étude du tropisme du VIH-2. Les lignées cellulaires Ghost(3) sont fournissent un modèle beaucoup plus fiable et robuste pour l'étude du VIH-2. Sur ces lignées Ghost(3), les corécepteurs efficacement utilisés par le VIH-2 sont les CCR5, CXCR4, GPR15 et CXCR6, ces deux derniers n'étant pas présents sur les leucocytes circulants (Blaak et al., 2005).

Le maraviroc ne dispose pas de l'AMM pour le VIH-2 et très peu d'études ont évalué l'efficacité des différents inhibiteurs du CCR5 sur le VIH-2. Une étude *in vitro* a montré une efficacité sur le VIH-2 sensiblement équivalente au VIH-1 de plusieurs inhibiteurs du CCR5 précurseurs du maraviroc (Willey et al., 2005). Chez quelques patients lourdement prétraités et infectés par des souches VIH-2 multirésistantes pour lesquelles les autres options thérapeutiques avaient été épuisées, le maraviroc, en association à d'autres antirétroviraux, a montré une efficacité à court terme (Armstrong-James et al., 2010; Stegmann et al., 2010). Un autre cas clinique, publié plus récemment, fait état d'un patient infecté par le VIH-2 traité avec succès par une bithérapie d'atazanavir et de maraviroc. L'atazanavir étant un IP de faible efficacité sur le VIH-2, le maraviroc semble donc avoir une véritable part dans le succès immuno-virologique prolongé (1 an) de cette bithérapie (Caixas et al., 2012).

Au moment de l'initiation de ce travail, devant le faible niveau de preuve et la possibilité, même discutée, de l'utilisation de multiples corécepteurs cellulaires par le VIH-2, l'utilisation de cette nouvelle classe thérapeutique est déconseillée par les différentes recommandations internationales de prise en charge des patients.

II. Méthodes d'étude du tropisme viral

1. Evolutions des techniques et de la définition du tropisme viral

Le tropisme d'une souche virale VIH a d'abord été défini par le type cellulaire que le virus peut infecter pour s'y répliquer puis par l'utilisation des différents corécepteurs présents à la surface de ces cellules. Cette définition a donc évolué au fur et à mesure de l'acquisition des connaissances grâce à différents modèles d'études du mécanisme de la liaison du virus aux récepteurs membranaires des cellules cibles. La première définition était basée sur l'observation d'effets cytopathogènes sur les cellules sanguines mononucléées (Peripheral Blood Mononuclear Cells ou PBMC) humaines stimulées. Les souches virales capables de provoquer la formation de syncitia (cellules géantes multinucléées) sont nommées SI (syncitia-inducing), les souches ne donnant pas de syncitia sont nommées NSI (non-syncitia-inducing). Une seconde classification a été établie à partir de la vitesse de réplication du virus sur PBMC, avec des phénotypes de virus à multiplication rapide/élevée (RH pour rapid/high) ou à multiplication lente/faible

(SL pour slow/low). Une troisième définition a été ensuite établie sur la capacité des souches virales à se multiplier sur des macrophages (souches à tropisme M, pour macrophagique) ou sur des lignées de lymphocytes T CD4+ (souches à tropismes T, pour lymphocytaire T). Enfin, en 1996, les deux principaux corécepteurs du VIH, CCR5 et CXCR4, ont été identifiés (Feng et al., 1996; Deng et al., 1996; Dragic et al., 1996). Le tropisme du VIH est alors défini par l'utilisation de l'un ou l'autre de ces deux corécepteurs : tropisme R5 pour les virus utilisant le CCR5, qui correspondent généralement aux souches NSI et M-tropiques, ou tropisme X4 pour les virus qui utilisent le CXCR4, qui correspondent généralement aux souches SI ou T-tropiques. Un virus qui peut utiliser l'un ou l'autre de ces deux corécepteurs est appelé à tropisme double. La population virale chez un individu peut aussi être constituée d'un mélange de virus à tropisme R5 et d'autres à tropisme X4, ces populations virales sont dites à tropisme mixte. Les populations virales de tropisme double ou à tropisme mixte ne sont pas différenciables par les tests de tropisme standards disponibles aujourd'hui, elles sont donc souvent regroupées dans la notion de tropisme double/mixte.

2. *Méthodes d'études du tropisme viral pour le VIH-1*

Il existe deux grandes catégories de tests permettant de déterminer le tropisme du VIH : les analyses phénotypiques basées sur la culture cellulaire et les analyses génotypiques basées sur la séquence de la boucle V3 de la SU.

Les tests phénotypiques :

Les tests phénotypiques ont été les premiers utilisés. Ils permettent une mesure indirecte de l'utilisation des différents corécepteurs par le virus. Dans un premier temps, des stocks viraux sont préparés à partir des lymphocytes du patient stimulés par phytohémagglutinine, un anticorps anti-CD3 ou bien de l'interleukine 2 (IL-2). Ces stocks viraux sont ensuite utilisés pour infecter différentes lignées cellulaires exprimant le récepteur CD4 et un seul des corécepteurs du VIH (CCR5, CXCR4). La présence ou l'absence d'une infection est recherchée dans les différentes lignées cellulaires exprimant les différents corécepteurs. De nombreuses lignées cellulaires peuvent être utilisées pour ces tests. Les cellules MT-2 ont été parmi les premières utilisées, ces cellules expriment à leur surface le CD4 et le CXCR4, l'infection est visualisée par la formation de syncitia. Ces cellules ne détectent que les souches SI (les virus à tropisme X4) et présentent une interprétation subjective par l'observateur dépendant de la qualité de l'effet cytopathogène.

De nombreuses autres lignées cellulaires sont utilisées depuis : U87 (Princen et al., 2004), U373 (Vodicka et al., 1997) ou encore Ghost (Mörner et al., 1999; Blaak et al., 2005). Ces cellules permettent en plus la visualisation de l'infection par l'expression d'un gène rapporteur de l'infection (β-galactosidase ou Green Fluorescent Protein - GFP). Ces gènes rapporteurs sont introduits dans la lignée cellulaire sous la dépendance d'un promoteur viral qui active le gène en présence d'une protéine virale produite par le virus lors de sa réplication intracellulaire (promoteur Long Terminal Repeat - LTR, dépendant de la présence de la protéine virale Tat).

Ces différentes lignées cellulaires sont bien adaptées à la croissance en culture et supportent de fort taux de réplication virale. Le principal inconvénient de ces modèles est le haut niveau d'expression obtenu des récepteurs CD4 et des différents corécepteurs, bien supérieurs à ceux observés sur les cellules cibles du VIH *in vivo*. De plus ces tests ne s'affranchissent pas des problèmes liés aux capacités réplicatives intrinsèques propres à chaque souche virale qui peut aussi influencer l'intensité des signaux obtenus.

Ces tests sont longs, techniquement complexes, difficiles à standardiser, coûteux à mettre en œuvre et nécessitent un laboratoire avec un niveau de sécurité 3 (L3) du fait de la manipulation des surnageants de culture hautement chargés en virus.

Les tests phénotypiques recombinants :

Les tests phénotypiques recombinants permettent de déterminer directement le tropisme du virus. Le gène d'enveloppe (*env*) des virus circulants chez le patient est amplifié par PCR. Il est ensuite inséré dans un virus chimérique qui ne va exprimer comme protéines d'enveloppe que celles de la souche virale du patient. Ce virus recombinant est ensuite testé sur des cellules exprimant le CD4 et un des deux corécepteurs CCR5 ou CXCR4 (**figure 11**). Il existe à ce jour deux tests phénotypiques recombinant : Phenoscript™ (VIRalliance, Paris, France) (Trouplin et al., 2001) et Trofile™ (Monogram Biosciences, San Francisco, Etats-Unis) (Whitcomb et al., 2007). Selon une étude portant sur 74 échantillons, les deux tests ont montré entre eux une concordance de 85% (Skrabal et al., 2007). C'est le test Trofile™ qui a été retenu pour les essais de développement des inhibiteurs de CCR5 et dans le programme d'accès précoce au Maraviroc avant son autorisation de mise sur le marché. Le test Trofile™ n'est cependant réalisé que par la firme qui le commercialise aux Etats-Unis, ce qui nécessite l'envoi des échantillons plasmatiques sur le site américain.

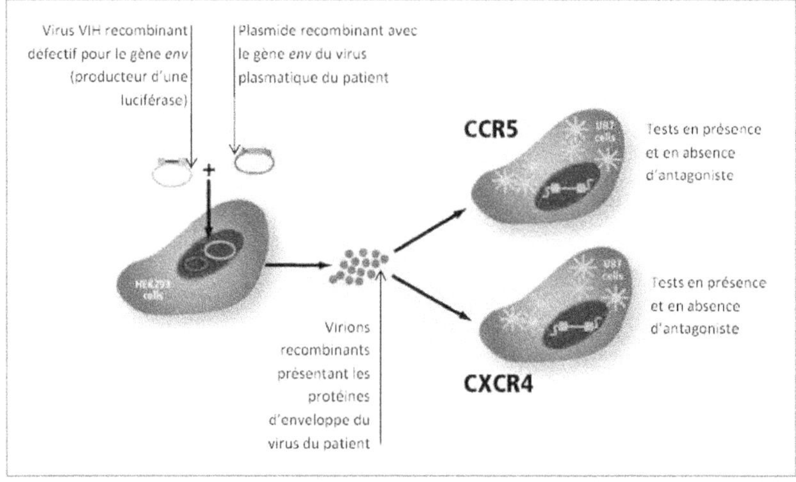

Figure 11 *: Schéma explicatif d'un test phénotypique recombinant de détermination du tropisme viral : le test Trofile™. D'après Whitcomb JM et al. Antimicrobial Agents Chemotherapy. 2007;51:566-75.*

Ces tests ne nécessitent pas de constitution d'un stock de virus par une étape de culture préalable. Ils testent uniquement les gènes *env* et ne sont donc pas influencés par des variations sur les autres gènes qui peuvent perturber les résultats des tests phénotypiques : capacité réplicative globale propre à chaque virus, variations dans la protéine Tat. Ces deux tests sont donc mieux standardisés mais techniquement très complexes et présentent des coûts élevés. Ils ne sont réalisables que si le patient présente une charge virale suffisante pour permettre l'amplification du gène *env* à partir d'un échantillon plasmatique (charge virale > 1000 copies/mL).

Le génotypage de la boucle V3 :

Les principaux déterminants du tropisme viral du VIH sont portés par une des régions hypervariables de la gp120 : la boucle V3. La séquence peptidique de la boucle V3 a donc été très étudiée chez le VIH-1 pour permettre une prédiction du tropisme viral. La première règle d'interprétation, dite règle « 11/25 », associe la présence sur la boucle V3 d'un acide aminé chargé positivement (arginine ou lysine) en position 11 ou 25 avec un phénotype « syncytium inducing » ou X4 (Fouchier et al., 1992; De Jong et al., 1992). Plusieurs algorithmes génotypiques ont depuis été élaborés pour le VIH-1, prenant en compte différentes mutations sur différentes positions de la boucle V3. Les deux algorithmes les plus utilisés à l'heure actuelle sont : l'algorithme PSSM (http://indra.mullins.microbiol. washington.edu/webpssm/) [51] et Geno2Pheno (http://coreceptor.bioinf.mpi-sb.mpg.de/cgi-bin/coreceptor.pl) (Beerenwinkel et al., 2005). De nombreux autres algorithmes ont aussi été décrits mais sont beaucoup moins utilisés en pratique par les laboratoires de Virologie. L'algorithme Geno2pheno a montré une concordance de 86,5 % avec le test Trofile™ et de 79,7 % avec Phenoscript™ (Skrabal et al., 2007).

La détermination du tropisme viral à partir de la séquence de la boucle V3 de la gp120 permet aujourd'hui d'éviter les contraintes techniques, organisationnelles et économiques des différents tests phénotypiques. Le génotypage de la boucle V3 est rapide à obtenir, facile à intégrer à l'activité des laboratoires de Virologie et à coupler aux génotypages de résistance aux antirétroviraux déjà effectués aux moments clés de l'infection : découverte de l'infection VIH et échappements virologiques.

Concordance entre le tropisme génotypique déterminée à partir des ARN viraux plasmatiques ou des ADN proviraux intégrés aux leucocytes circulants :

L'ensemble des ADN proviraux intégrés aux leucocytes est un reflet imparfait des souches virales majoritaires circulant chez les patients. Cependant, étudier la séquence de la boucle V3 obtenue à partir de ces ADN proviraux est le seul moyen d'étude disponible chez les patients infectés par le VIH-1 et présentant une charge virale indétectable sous traitement antirétroviral efficace. Déterminer le tropisme viral chez ces patients peut être indispensable lorsqu'un changement de traitement est étudié en raison de problème de tolérance ou d'interaction médicamenteuse, par exemple. L'amplification de la boucle V3 chez les patients sous traitement antirétroviral efficace permet de déterminer le tropisme pour une grande majorité des patients, de 70 à 87% suivant les études (Soulié et al., 2010; Swenson et al., 2010). La concordance entre le tropisme génotypique déterminé à partir de l'ARN plasmatique et l'ADN proviral est observée pour environ 90% des patients (Verhofstede et al., 2011; Bellecave et al., 2012). Les discordances observées sont avant tout lié à un tropisme génotypique R5 à partir de l'ARN plasmatique et X4 à partir de l'ADN proviral, ceci est expliqué par une plus grande proportion de virus X4 dans le compartiment cellulaire qui semble être retrouvé chez tous les patients lors d'analyses de séquençage haut débit (Verhofstede et al., 2009). Enfin, malgré les cas de discordances, la détermination du tropisme génotypique à partir de l'ADN proviral est prédictive de la réponse au maraviroc (Swenson et al., 2013).

3. *Méthodes d'études du tropisme viral pour le VIH-2 : état des lieux de la littérature scientifique à l'initiation du projet*

Peu d'études ont recherché à ce jour d'éventuelles corrélations entre le tropisme du VIH-2 et la séquence de la boucle V3. Ces quelques études, utilisant différents modèles cellulaires et effectuées à partir de petits nombres d'échantillons, diffèrent quant à leurs conclusions. Ces différentes études sont décrites ci-après et récapitulées dans le **tableau 1**.

Une étude d'Albert et al. publiée en 1996 (Albert et al., 1996) a étudié le phénotype de multiplication virale rapide/élevé (habituellement associé au tropisme X4) ou lent/faible (habituellement associé au tropisme R5) de 25 souches de VIH-2 issues de 25 patients différents. Le phénotype a été réalisé en utilisant des lignées Jurkat, CEM, U973 et PBMC. La boucle V3 a été séquencée pour chacune de ces souches. Les 14 souches de phénotype rapide/élevé (habituellement associé au tropisme X4) ont montré avoir plus de mutations dans la boucle V3, une charge nette de la boucle V3 (somme des acides aminés chargées positivement, lysine et arginine, moins la somme de ceux chargés négativement, aspartate et glutamate) significativement plus élevée et présentaient fréquemment des mutations en positions 18 et 19.

L'étude d'Owen et al. publiée en 1998 (Owen et al., 1998) a étudié la séquence de la boucle V3 de 13 souches de VIH-2 isolées chez 13 patients différents. Le tropisme viral R5 ou X4/double a été déterminé sur des PBMC de donneurs Δ32/Δ32 (n'exprimant pas le corécepteur CCR5). Les souches de tropisme double ou X4 ont été ensuite testées pour les différents corécepteurs du VIH-2 sur des cellules Ghost(4). Six souches virales avaient un phénotype R5, sept avaient un phénotype double ou X4. L'article conclut à l'absence de motif spécifique sur la boucle V3 corrélée avec le tropisme R5 ou X4 des souches virales. Cependant, les trois souches utilisant le plus efficacement le corécepteur CXCR4 présentent bien une charge de la boucle V3 élevée et des mutations en position 18 et 19.

L'étude de Mörner et al., publiée en 1999 (Mörner et al., 1999), étudie le tropisme de 11 souches de VIH-2 sur cellules U87 et vérifié sur cellules Ghost(3) pour 3 souches. Neuf souches avaient un tropisme R5, une avait un tropisme double et une avait un tropisme X4. Sur la seule souche à tropisme double, les auteurs ont noté la présence de la mutation V19R. La souche X4 présentait une charge globale de la V3 plus élevée ainsi que les mutations L18R et V19R.

Les séquences des boucles V3 ne sont pas données en intégralité dans l'article, ce qui ne permet pas une étude approfondie d'éventuelles autres mutations non signalées par les auteurs.

L'étude d'Isaka et al., publiée en 1999 (Isaka et al., 1999), étudie l'influence du gène de la gp105 sur le tropisme de VIH-2 par recombinaison génétique. Plusieurs virus chimériques ont été produits par le remplacement de différentes parties du gène *env* d'une souche de référence VIH-2 R5 (GH-1) par les parties correspondantes du gène *env* d'une souche de référence VIH-2 X4 (ROD). Les auteurs ont ainsi montré que la seule moitié C-terminale de la souche X4 suffisait pour changer le tropisme de la souche R5 vers X4. Cette moitié C-terminale de la souche X4 différait de la souche R5 par une insertion de deux acides aminés en position 22 et par deux autres mutations (L18H et T27K). La charge globale de la boucle V3 de la souche X4 était plus élevée que celle de la souche R5. Dans cette étude, trois séquences publiées de boucle V3 de souches VIH-2 sont aussi décrites et semblent confirmer la corrélation entre l'utilisation du corécepteur X4 et la présence de ces deux mutations et d'une charge globale de la boucle V3 élevée.

Dans l'étude de Kulkarni et al. publiée en 2005 (Kulkarni et al., 2005), le tropisme de 18 souches virales issues de 18 patients différents a été étudié sur cellules Ghost et MT2. La région de la boucle V3 de chacune des souches a été séquencée. Sur les 18 isolats, 16 étaient de tropisme R5/NSI, deux de tropisme double/SI et aucune à tropisme X4. Aucune des 2 souches à tropisme double ne présente les mutations décrites précédemment (L18 ou V19K/R) ni d'autre mutation spécifique par comparaison aux souches R5. Et l'article conclut à l'absence d'association entre la séquence de la boucle V3 et le tropisme phénotypique du VIH-2.

L'étude de Shi et al. publiée en 2005 (Shi et al., 2005) étudie 15 souches de VIH-2 issues de prélèvements séquentiels de 4 patients. Le tropisme cellulaire est déterminé à partir de cellules U87 et Ghost(3) pour chacune des souches et comparé à la séquence de la boucle V3. Huit souches avaient un tropisme R5, 7 un tropisme double ou X4. La boucle V3 de chaque souche a été séquencée. Il a été mis en évidence une corrélation entre une charge globale de la boucle V3 ≥ +7 et le tropisme X4. Les mutations L18F/R et V19K/R ont été retrouvées associées exclusivement au tropisme X4.

Références	Nombre de souches virales (nombre de patients)	Modèle(s) cellulaire(s) utilisé(s)	Nombre de souches de tropisme R5	Nombre de souches de tropisme double	Nombre de souches de tropisme X4	Conclusions
Albert et al. 1996	25 (25)	PBMC, Jurkat, CEM, U937	11 (44 %)	0	14 (56 %)	- Grande variabilité de la boucle V3 pour les souches de phénotype de réplication rapide/élévé (X4). - Charge nette de la boucle V3 élevée associée au phénotype de réplication rapide/élévé (X4). - Présence de mutations en positions 18 et 19 associées au phénotype de réplication rapide/élévé (X4).
Owen et al. 1998	15 (15)	PBMCΔ32/Δ32, Ghost(4)	7 (47%)	3 (20 %)	5 (33 %)	- Présence de mutations en position 18 et 19 associée au tropisme X4.
Mörner et al. 1999	11 (11)	U87, Ghost(3)	9 (82 %)	1 (9 %)	1 (9 %)	- Présence d'acides aminés chargés positivement en positions 18 et/ou 19 associée à un tropisme X4.
Isaka et al. 1999	5 (5)*	HeLa-CD4, Jurkat, Molt-4	3 (60 %)	0	2 (40 %)	- Charge nette de la boucle V3 associée avec un tropisme X4. - Partie C-terminale de la boucle V3 déterminante pour le tropisme viral des deux souches testées.
Kulkarni et al. 2005	18 (18)	Ghost (clone non précisé)	16 (89 %)	2 (11 %)	0	- Absence d'association entre la séquence de la boucle V3 et le tropisme des souches virales.
Shi et al. 2005	15 (4)	U87, Ghost(3)	8 (53 %)	5 (33 %)	2 (14 %)	- Charge nette élevé de la boucle V3 associée au tropisme X4. - Présence de mutations en position 18 et 19 associée au tropisme X4.

* Ni les souches SIV, ni les souches recombinantes VIH-2 décrites dans cet article ne sont prises en compte dans ce tableau.

***Tableau 1** : Synthèse des articles publiés étudiant une éventuelle corrélation entre le tropisme du VIH-2 et la séquence de la boucle V3 de la gp105.*

Partie III

\-

Objectifs

Le VIH-2 est un virus naturellement résistant à plusieurs classes d'antirétroviraux et présentant plus de résistance croisée que le VIH-1 en cas d'échappement virologique. L'utilisation de la nouvelle classe des inhibiteurs du CCR5 pourrait permettre de nouvelles possibilités thérapeutiques. Cependant, pour tester la sensibilité *in vitro* du VIH-2 au maraviroc, puis pouvoir envisager l'introduction en thérapeutique du maraviroc chez les patients infectés par le VIH-2, il faut pouvoir déterminer le tropisme des souches virales isolées chez les patients par des méthodes robustes et facilement utilisables au sein des laboratoires. Une relation entre la séquence de la boucle V3 de la gp105 du VIH-2 et le tropisme du virus semble pouvoir exister au vue de plusieurs données décrites dans la littérature. Cependant ces études restent peu nombreuses, portent sur un très faible nombre de patients, utilisent des méthodologies différentes et ne sont pas toujours concordantes sur leurs conclusions.

Parmi les patients infectés par le VIH-2, une grande proportion présente des charges virales spontanément indétectables. Parmi eux, beaucoup évoluent malgré tout vers le SIDA et aucun marqueur biologique précoce ne permet à ce jour de prévoir la chute des lymphocytes T CD4+. Une identification précoce de ces patients permettrait donc de les traiter préalablement à la chute des lymphocytes T CD4+, ce qui est d'autant plus important que les patients infectés par le VIH-2 présentent une faible restauration du taux de lymphocytes T CD4+ sous traitement antirétroviral efficace.

Ce travail a donc pour objectifs :

1) Dans un premier temps, d'établir le premier outil génotypique permettant de prédire le tropisme du VIH-2 en étudiant la

corrélation entre la séquence de la boucle V3 de la gp105 et le tropisme phénotypique du VIH-2,

2) Ensuite, d'étudier la sensibilité *in vitro* au maraviroc des souches identifiées R5 afin de caractériser l'activité antirétrovirale du maraviroc sur le VIH-2,
3) Enfin, en raison de la grande proportion de patients indétectables en l'absence de traitement, nous évaluerons la concordance de la détermination génotypique du tropisme du VIH-2 effectuée à partir de l'ARN viral et l'ADN proviral intégré aux leucocytes circulants.

Partie IV

-

Résultats

1er article

Molecular determinants of HIV-2 R5 – X4 tropism in the V3 loop: development of a new genotypic tool.

Déterminants moléculaires du tropisme CCR5 ou CXCR4 du VIH de type 2 dans la boucle V3 de la gp105 : développement d'un nouvel outil génotypique

Visseaux B, Hurtado-Nedelec M, Charpentier C, Collin G, Storto A, Matheron S, Larrouy L, Damond F, Brun-Vézinet F, Descamps D and the ANRS CO5 HIV-2 Cohort.

Journal of Infectious Diseases 2012 Jan 205(1):111-20.

Dans cette première partie de notre travail, nous avons testé la corrélation entre la séquence de la boucle V3 de la gp105 et le tropisme phénotypique du VIH-2. Nous avons mis au point un test de détermination phénotypique basé sur l'utilisation de cellules Ghost(3) exprimant soit le CCR5, soit le CXCR4. Puis nous avons étudié la séquence de la boucle V3 des souches testées phénotypiquement.

I. Souches virales étudiées

Nous avons obtenu, après mise en co-culture de lymphocytes infectés de patients de la cohorte ANRS CO5, 53 souches virales VIH-2 issues de 53 patients différents. Parmi ces souches VIH-2, 37 appartenaient au groupe A, 15 au groupe B et 1 au groupe H. La souche de référence VIH-2 groupe A ROD (connue de tropisme double) est incluse dans cette étude.

II. Détermination phénotypique du tropisme viral du VIH-2

Mise au point du test de détermination phénotypique du tropisme viral du VIH-2

Pendant la mise au point du test sur cellules Ghost(3), peu de modifications ont été apportées aux différents protocoles décrits dans la littérature. La reproductibilité du modèle s'est montrée très satisfaisante (données non présentées). De manière surprenante, la charge virale des différents surnageants testés n'était pas corrélée à l'intensité du signal obtenu après l'infection. Ceci peut cependant s'expliquer par la conjonction de plusieurs facteurs propres à chaque souche virale comme la capacité réplicative globale ou l'affinité de la protéine Tat pour le promoteur LTR utilisé pour induire la synthèse de GFP dans ces lignées cellulaires (LTR de la souche de référence VIH-2_{ROD}).

Détermination du tropisme phénotypique du VIH-2

Les résultats obtenus sur les lignées Ghost(3) sont détaillés dans le **tableau 2**. La viabilité cellulaire au moment de l'analyse par cytométrie en flux était supérieure à 95% pour tous les échantillons testés.

Sur les 53 souches VIH-2 testées, 34 ont été classées à tropisme R5 (64%), 12 à tropisme double ou mixte (15%) et 7 à tropisme X4 (21%). Parmi les 7 isolats de tropisme X4, 4 ont montré de faibles signaux sur les cellules exprimant le CCR5. Ces isolats ont été considérés de tropisme X4 car le RTCN obtenu sur la lignée cellulaire exprimant le CCR5 était inférieur à 1,5% du signal obtenu sur la lignée cellulaire exprimant le CXCR4, comme défini dans la partie matériel et méthode. Parmi les 34 isolats de tropisme R5, 4 ont montré de faibles signaux sur les cellules exprimant le CXCR4. Ces isolats ont été considérés de tropisme R5 car le RTCN obtenu sur la lignée cellulaire exprimant le CXCR4 était inférieur à 1,5% du signal obtenu sur la lignée cellulaire exprimant le CCR5, comme défini dans la partie matériel et méthode.

III. Détermination génotypique du tropisme viral du VIH-2

Les séquences de la boucle V3 de la gp105 obtenues pour l'ensemble des 53 souches virales de notre étude sont présentées dans le **tableau 2**.

Pour identifier les déterminants majeurs corrélés à l'utilisation du corécepteur CXCR4, les séquences des virus à tropisme double (n=8) et à tropisme X4 (n=11) ont été regroupées ensemble avant de les comparer aux virus à tropisme R5 (n=34).

Huit mutations sont significativement associées au tropisme double/X4 : L18Z (p<0,00001), V19K/R (p<0,00001), S22A/F/Y (p<0,002), Q23R (p<0,00001), une insertion à la position 24 (p<0,00001), I25L/Y (p<0,0004), R28K (p<0,0004) et R30K (p<0,014) (**tableau 3**). Ces mutations ont toutes une spécificité de 100% pour déterminer l'utilisation du corécepteur CXCR4 car elles ne sont pas retrouvées dans les virus à tropisme R5, à l'exception des mutations R28K et R30K retrouvées dans, respectivement, 4 (spécificité de 88%) et 6 (spécificité de 82%) des VIH-2 R5. Une charge nette de la boucle V3 supérieure à +6 est aussi associée significativement aux tropismes double et X4 (p<0,00001) avec une spécificité à 100%. Aucune autre position

Virus	Groupe	Tropisme phénotypique - Ghost(3)			Séquence peptidique de la boucle V3 de la gp105																																					Charge nette	Conclusion
		RTCN*		Conclusion	1	2	3	4	5	6	7	8	9	10	11	12	13	14	15	16	17	18	19	20	21	22	-	-	23	24	-	25	26	27	28	29	30	31	32	33	34		
		CCR5	CXCR4		C	K	R	P	G	N	K	T	V	L	P	I	T	L	M	S	G	L	V	F	H	S	-	-	Q	P	-	I	N	T	R	P	R	Q	A	W	C		
10-002	A	36	-	R5	C	K	R	P	G	N	K	T	V	A	P	I	T	L	M	S	G	L	I	F	H	S	-	-	Q	P	-	I	N	K	R	P	R	Q	A	W	C	6	R5
10-003	A	11	-	R5	C	K	R	P	G	N	K	T	V	V	P	I	T	L	M	S	G	L	V	F	H	S	-	-	Q	P	-	I	N	K	R	P	R	Q	A	W	C	6	R5
10-005	A	19	-	R5	C	K	R	P	G	N	K	T	V	V	P	I	T	L	M	S	G	L	V	F	H	S	-	-	Q	P	-	I	N	K	R	P	R	Q	A	W	C	6	R5
10-006	A	10	-	R5	C	R	R	P	G	N	K	T	V	V	P	I	T	L	M	S	G	L	V	F	H	S	-	-	Q	P	-	I	N	T	R	P	R	Q	A	W	C	5	R5
10-007	B	28	-	R5	C	K	R	P	G	N	K	T	V	K	P	I	T	I	A	S	G	L	L	F	H	S	-	-	Q	P	-	I	N	A	K	P	R	Q	A	W	C	6	R5
10-008	B	9	-	R5	C	R	R	P	G	N	K	T	V	V	P	I	T	V	M	S	G	L	I	F	H	S	-	-	Q	P	-	I	N	K	R	P	R	Q	A	W	C	6	R5
10-009	A	428	-	R5	C	R	R	P	G	N	K	T	V	V	P	I	T	L	M	S	G	L	V	F	H	S	-	-	Q	P	-	I	N	R	R	P	R	Q	A	W	C	6	R5
10-010	B	19	-	R5	C	R	R	P	G	N	K	T	V	V	P	V	T	I	M	S	G	L	I	F	H	S	-	-	Q	P	-	I	N	R	R	P	K	Q	A	W	C	6	R5
10-011	A	24	-	R5	C	K	R	P	G	N	K	T	V	V	P	I	T	L	M	S	G	L	V	F	H	S	-	-	Q	P	-	I	N	R	R	P	K	Q	A	W	C	6	R5
10-015	A	66	-	R5	C	K	R	P	G	N	K	T	V	V	P	I	T	L	M	S	G	L	V	F	H	S	-	-	Q	P	-	I	N	R	R	P	R	Q	A	W	C	6	R5
10-020	A	10	-	R5	C	K	R	P	G	N	K	T	V	V	P	I	T	L	M	S	G	L	V	F	H	S	-	-	Q	P	-	I	N	K	R	P	K	Q	A	W	C	6	R5
10-021	B	83	-	R5	C	R	R	P	G	N	K	T	V	V	P	I	T	V	M	S	G	L	I	F	H	S	-	-	Q	P	-	I	N	R	R	P	R	Q	A	W	C	6	R5
10-024	H	12	-	R5	C	R	R	P	G	N	K	T	V	L	P	V	T	I	M	S	G	L	L	F	H	S	-	-	Q	P	-	I	N	N	K	P	K	Q	A	W	C	5	R5
10-026	B	476	-	R5	C	K	R	P	G	N	K	T	V	V	P	I	T	V	M	S	G	L	I	F	H	S	-	-	Q	P	-	I	N	T	R	P	R	Q	A	W	C	5	R5
10-027	A	31	-	R5	C	R	R	P	G	N	K	T	V	V	P	I	T	L	M	S	G	L	V	F	H	S	-	-	Q	P	-	I	N	T	R	P	R	Q	A	W	C	5	R5
10-029	A	894	8	R5	C	R	R	P	G	N	K	T	V	V	P	I	T	L	M	S	G	L	V	F	H	S	-	-	Q	P	-	I	N	R	R	P	R	Q	A	W	C	6	R5
10-031	B	587	-	R5	C	R	R	P	G	N	K	T	V	L	P	I	T	V	M	S	G	L	V	F	H	S	-	-	Q	P	-	I	N	T	R	P	R	Q	A	W	C	5	R5
10-033	B	608	-	R5	C	K	R	P	G	N	K	T	V	L	P	I	T	V	M	S	G	L	L	F	H	S	-	-	Q	P	-	I	N	T	R	P	R	Q	A	W	C	5	R5
10-040	A	466	14	R5	C	K	R	P	G	N	K	T	V	V	P	I	T	L	M	S	G	L	V	F	H	S	-	-	Q	P	-	I	N	T	R	P	R	Q	A	W	C	5	R5
10-042	A	110	-	R5	C	K	R	P	G	N	K	T	V	L	P	I	T	L	M	S	G	L	V	F	H	S	-	-	Q	P	-	I	N	R	R	P	R	Q	A	W	C	6	R5
10-044	A	443	7	R5	C	K	R	P	G	N	K	T	V	L	P	V	T	L	M	S	G	L	V	F	H	S	-	-	Q	P	-	I	N	K	R	P	R	Q	A	W	C	6	R5
10-046	A	99	-	R5	C	K	R	P	G	N	K	T	V	V	P	I	T	L	M	S	G	L	V	F	H	S	-	-	Q	P	-	I	N	K	R	P	R	Q	A	W	C	6	R5
10-047	B	704	-	R5	C	K	R	P	G	N	K	T	V	K	P	I	T	I	A	S	G	L	L	F	H	S	-	-	Q	P	-	I	N	T	R	P	R	Q	A	W	C	6	R5
10-048	A	126	-	R5	C	K	R	P	G	N	K	T	V	V	P	I	T	L	M	S	G	L	V	F	H	S	-	-	Q	P	-	I	N	R	R	P	R	Q	A	W	C	6	R5
10-050	A	658	-	R5	C	K	R	P	G	N	K	T	V	A	P	V	T	L	M	S	G	L	V	F	H	S	-	-	Q	A	-	I	N	N	R	P	R	Q	A	W	C	5	R5
10-051	A	373	-	R5	C	R	R	P	G	N	K	T	V	V	P	I	T	L	M	S	G	L	I	F	H	S	-	-	Q	P	-	I	N	R	R	P	K	Q	A	W	C	6	R5
10-056	A	648	32	R5	C	R	R	P	G	N	K	T	V	R	P	I	T	L	M	S	G	L	V	F	H	S	-	-	Q	P	-	I	N	N	R	P	R	Q	A	W	C	6	R5
10-058	B	357	-	R5	C	K	R	P	G	N	K	T	V	V	P	I	T	V	M	S	G	L	N	F	H	S	-	-	Q	P	-	I	N	T	K	P	R	Q	A	W	C	5	R5
10-060	A	275	-	R5	C	K	R	P	G	N	K	T	V	I	P	V	T	L	M	S	G	L	V	F	H	S	-	-	Q	P	-	I	N	K	R	P	R	Q	A	W	C	6	R5
10-061	B	49	-	R5	C	K	R	P	G	N	K	T	V	V	P	I	T	I	M	S	G	L	N	F	H	S	-	-	Q	P	-	I	N	N	R	P	R	Q	A	W	C	5	R5
10-064	A	584	-	R5	C	K	R	P	G	N	K	T	V	V	P	V	T	I	M	S	G	L	V	F	H	S	-	-	Q	P	-	I	N	N	K	P	R	Q	A	W	C	5	R5
10-066	A	53	-	R5	C	R	R	P	G	N	K	T	V	E	P	I	T	L	F	S	G	L	I	F	H	S	-	-	Q	A	-	I	N	Q	R	P	K	Q	A	W	C	5	R5
10-067	B	744	-	R5	C	R	R	P	G	N	K	T	V	V	P	I	T	I	M	S	G	L	N	F	H	S	-	-	Q	P	-	I	N	T	R	P	R	Q	A	W	C	5	R5
10-074	A	769	-	R5	C	K	R	P	G	N	K	T	V	I	P	I	T	L	M	S	G	L	I	F	H	S	-	-	Q	P	-	I	N	R	R	P	R	Q	A	W	C	6	R5
10-028/ROD**	A	97	515	Double	C	K	R	P	G	N	K	T	V	K	Q	I	M	L	M	S	G	H	V	F	H	S	H	Y	Q	P	-	I	N	K	R	P	R	Q	A	W	C	7	Double-X4
10-004	A	5	25	Double	C	K	R	P	G	N	K	T	V	V	P	I	T	L	M	S	G	R	R	F	H	S	-	-	R	P	V	L	N	T	R	P	K	Q	A	W	C	8	Double-X4
10-016	A	20	37	Double	C	K	R	P	G	N	K	T	V	V	P	I	T	L	M	S	G	M	V	F	H	S	-	-	Q	P	I	I	N	K	R	P	R	Q	A	W	C	6	Double-X4
10-018	A	100	87	Double	C	K	R	P	G	N	K	T	V	R	P	I	T	M	G	S	G	H	R	F	H	Y	-	-	R	P	V	I	N	D	K	P	M	Q	A	W	C	6	Double-X4
10-023	A	98	232	Double	C	R	R	P	G	N	K	T	V	V	P	I	T	L	M	S	G	F	K	F	H	S	-	-	R	P	I	I	N	T	R	P	K	Q	A	W	C	7	Double-X4
10-045	A	37	205	Double	C	K	R	P	G	N	K	T	V	T	P	I	T	L	M	S	G	H	R	F	H	S	-	-	Q	P	V	I	N	T	R	P	R	Q	A	W	C	6	Double-X4
10-049	A	390	703	Double	C	K	R	P	G	N	K	T	V	V	P	I	T	L	M	S	G	R	R	F	H	S	-	-	R	P	V	I	N	T	K	P	K	Q	A	W	C	8	Double-X4
10-052	B	45	232	Double	C	R	R	P	G	N	K	T	V	L	P	I	T	I	M	S	G	Q	R	F	H	S	-	-	R	P	V	I	N	K	K	P	K	Q	A	W	C	8	Double-X4
10-062	B	722	531	Double	C	K	R	P	G	N	K	T	V	K	P	I	T	L	M	S	G	Q	R	F	H	S	-	-	Q	P	I	I	N	K	K	P	R	Q	A	W	C	8	Double-X4
10-065	A	133	398	Double	C	R	R	P	G	N	K	T	V	I	P	I	T	L	M	S	G	Q	K	F	H	S	-	-	R	P	V	L	N	K	K	P	K	Q	A	W	C	8	Double-X4
10-069	A	779	300	Double	C	K	R	P	G	N	K	T	V	V	P	I	T	L	M	S	G	R	R	F	H	A	-	-	Q	S	-	Y	N	T	K	P	R	Q	A	W	C	7	Double-X4
10-070	B	290	494	Double	C	R	R	P	G	N	K	T	V	L	P	I	T	L	M	S	G	Q	R	F	H	A	-	-	R	P	V	L	N	K	K	P	K	Q	A	W	C	8	Double-X4
10-012	A	9	103	X4	C	K	R	P	G	N	K	T	V	T	P	V	T	L	M	S	G	Q	R	F	H	Y	-	-	R	P	V	L	N	K	K	P	K	Q	A	W	C	8	Double-X4
10-013	A	7	56	X4	C	K	R	P	G	N	K	T	V	L	P	I	T	L	M	S	G	K	R	F	H	F	-	-	Q	P	V	I	N	K	R	P	R	Q	A	W	C	8	Double-X4
10-017	B	-	93	X4	C	K	R	P	G	N	K	T	V	V	P	I	T	I	M	S	G	Q	K	F	H	S	-	-	R	P	I	I	N	T	R	P	R	Q	A	W	C	7	Double-X4
10-019	A	-	9	X4	C	K	R	P	G	N	K	S	V	V	P	I	T	L	G	S	G	Y	K	F	H	S	-	-	Q	A	-	I	N	K	R	P	R	Q	A	W	C	7	Double-X4
10-037	A	26	258	X4	C	K	R	P	G	N	K	T	V	K	P	I	T	L	L	S	G	Q	R	F	H	S	-	-	Q	V	-	I	N	A	K	P	R	Q	A	W	C	7	Double-X4
10-054	A	-	150	X4	C	K	R	P	G	N	K	T	V	R	E	A	M	L	M	S	G	H	K	Y	H	Y	-	-	R	S	G	L	N	T	K	P	K	Q	A	W	C	7	Double-X4
10-055	A	19	206	X4	C	R	R	P	G	N	K	T	V	I	P	I	T	L	M	S	G	Q	K	F	H	S	-	-	R	P	V	L	N	K	K	P	K	Q	A	W	C	8	Double-X4

* RTCN : Ratio To Cell Negative
** Souche de référence VIH-2 ROD

Tableau 2 : *Tropisme phénotypique et séquences de la boucle V3 de la gp105 des 53 souches VIH-2 testées.*

n'a été retrouvée comme significativement associée au tropisme des souches virales les 53 séquences de notre étude.

Mutations	*p*	*Sensibilité % (IC95*)*	*Spécificité % (IC95*)*
L18Z	0,00001	100 (82-100)	100 (90-100)
V19K/R	0,00001	89 (67-99)	100 (90-100)
S22A/F/Y	0,002	32 (13-57)	100 (90-100)
Q23R	0,00001	58 (34-80)	100 (90-100)
Insertion en position 24	0,00001	74 (49-90)	100 (90-100)
I25L/Y	0,0004	37 (16-62)	100 (90-100)
R28K	0,0004	58 (34-80)	88 (73-97)
R30K	0,02	50 (26-74)	82 (65-93)
Charge nette globale >+6	0,00001	79 (54-94)	100 (90-100)

* Intervalle de confiance à 95%

Tableau 3 : *Déterminants génotypiques statistiquement associés au tropisme viral du VIH-2 double ou X4 dans notre étude.*

Pour établir le premier algorithme, nous avons retenu les marqueurs génotypiques présentant une sensibilité de 70% et une spécificité de 100%. Les 4 grands déterminants génotypiques « majeur » de tropisme double ou X4 sont alors définis comme (1) présence d'une mutation de la leucine à la position 18 (sensibilité 100%, spécificité 100%), (2) présence d'une mutation V19K/R (sensibilité, 89%, spécificité 100%), (3) charge nette de la boucle V3 supérieur à +6°C (sensibilité, 79%, spécificité 100%), et (4) présence d'une insertion au niveau du résidu 24 (sensibilité, 74%, spécificité 100%). Ces déterminants génotypiques majeurs ont été fréquemment trouvé associées. En effet, parmi les 19 isolats double ou X4, 4, 3 et 2 déterminants génotypiques majeurs étaient présents dans, respectivement, 10, 6, 3 et isolats. La présence de 2 grands déterminants génotypiques a une valeur prédictive positive valeur de 100% (intervalle de confiance 95%, 82% et 100%) et une valeur prédictive négative de 100% (95% intervalle de confiance, 90% - 100%) dans cette série de 53 isolats cliniques de VIH-2.

IV. Distribution du taux de lymphocytes T CD4+ et de la virémie en fonction du tropisme viral du VIH-2

La répartition du taux de lymphocytes T CD4+ et des proportions de patients virémiques en fonction du tropisme viral sont représentées dans le **tableau 4**.

	Médiane des lymphocytes T CD4+ (*cellules/mm^3*)	**Pourcentage de patients virémiques**
Virus à tropisme R5	**286** (IQR: 218-424; n=25)	**48%** (n=29)
Virus à tropisme Double	66 (IQR: 41-152; n=8)	66% (n=9)
Virus à tropisme X4	66 (IQR: 30-149; n=8)	80% (n=6)
Virus à tropisme double ou X4	**66** (IQR: 29-159; n=16)	**73%** (n=15)

***Tableau 4** : Distribution des CD4 et de la proportion de patients virémiques en fonction du tropisme viral des souches VIH-2 étudiées.*

1. Distribution du taux de lymphocytes T CD4+

Parmi les 34 patients porteurs d'une souche VIH-2 de tropisme R5 et les 19 de tropisme double ou X4, le nombre de lymphocytes T CD4+ au moment du prélèvement était disponible pour respectivement 25 (74 %) et 16 (84 %) patients.

Les taux de lymphocytes T CD4+ étaient statistiquement différents entre les deux groupes (p = 0,002) avec une médiane de 286 cellules/mm^3 (interquartile range [IQR] : 218-424) pour le groupe de tropisme R5 et de 66 CD4/mm^3 (IQR : 29-159) pour le groupe à tropisme double ou X4 (**figure 12**).

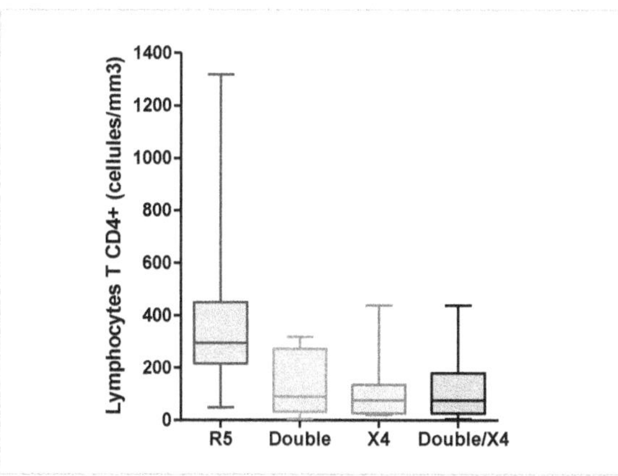

***Figure 12** : Distribution du nombre de CD4 chez les patients au sein des groupes de patients porteurs de virus à tropisme R5 (n = 34), à tropisme double (n = 11), à tropisme X4 (n = 8) ou du groupe double ou X4 regroupant les patients porteurs de virus à tropisme double et ceux porteurs de virus de tropisme X4 (n = 19).*

2. *Proportion de patients virémiques en fonction du tropisme viral*

La virémie plasmatique des patients était disponible au moment du prélèvement pour 29 patients du groupe R5 (85 %) et 15 patients du groupe double ou X4 (79 %).

La proportion de patients virémiques est synthétisée dans le **tableau 4**. On trouve moins de patients virémiques dans le groupe R5 (n = 14, 48 %) que dans le groupe double ou X4 (n = 11, 73 %). Cependant cette tendance n'est pas statistiquement significative (p = 0,10).

Le statut thérapeutique des patients est inconnu, empêchant une analyse plus fine de ces résultats.

2ème article

In vitro phenotypic susceptibility of HIV-2 clinical isolates to CCR5 inhibitors.

Sensibilité phénotypique *in vitro* d'isolats cliniques du VIH-2 aux inhibiteurs du CCR5.

Visseaux B, Charpentier C, Hurtado-Nedelec M, Storto A, Antoine R, Peytavin G, Damond F, Matheron S, Brun-Vézinet F, Descamps D; French ANRS CO5 HIV-2 Cohort.

Antimicrobial Agents Chemotherapy. 2012 Jan;56(1):137-9.

Dans cette partie du travail, nous avons étudié, à l'aide d'un modèle de phénotype de sensibilité sur lymphocytes de donneurs, la sensibilité *in vitro* au maraviroc de différentes souches VIH-2 de tropisme R5, double et X4.

I. Souches virales testées

Pour l'étude de la sensibilité phénotypique du VIH-2 au maraviroc, nous avons testé, parmi les 53 souches de VIH-2 dont nous avions précédemment défini le tropisme, les surnageants de culture virale de 13 souches de tropisme phénotypique R5, 2 de tropisme phénotypique double et 2 de tropisme phénotypique X4. Parmi les 13 souches de tropisme R5, 9 appartient au groupe A du VIH-2 et 4 au groupe B. La sensibilité phénotypique au maraviroc de 4 souches de VIH-1 de tropisme R5 et d'une souche VIH-1 de tropisme X4 ont aussi été vérifiées à l'aide du même modèle phénotypique. Les souches de VIH-1 sont issues de la collection Centre National de Référence – Résistance du VIH du laboratoire de Virologie de l'hôpital Bichat–Claude Bernard.

Le séquençage de la boucle V3 de la gp105 a été vérifié sur les surnageants prélevés au 4e jour des tests phénotypiques de sensibilité au maraviroc, aucun changement de séquence n'a été détecté.

II. Concentrations inhibitrices et plateaux maximum d'inhibition observés

Les 13 souches de VIH-2 de tropisme R5 testées ont montré une concentration inhibitrice 50% (CI_{50}) médiane de 0,80 nM (IQR : 0,48-1,39 nM). Les deux souches VIH-2 de tropisme double ont montré des CI_{50} à 9,40 nM et >1000 nM. Les deux souches VIH-2 de tropisme X4 ont montré des CI_{50} >1000 nM.

Les quatre souches VIH-1 de tropisme R5 ont montré une médiane des CI_{50} à 2,37 nM (IQR : 0,81-4,17 nM). La souche VIH-1 de tropisme X4 a montré une CI_{50} >1000 nM.

Le plateau maximum d'inhibition (PMI) médian des 13 souches VIH-2 de tropisme R5 testées était de 93% (IQR : 84-98%). Le PMI des 2 souches VIH-2 de tropisme double étaient de 12 et 55%. Le PMI des 2 souches VIH-2 de tropisme X4 étaient de 0%.

Le PMI médian des 4 souches de VIH-1 de tropisme R5 testées était de 76% (IQR : 73-81%) et celui de la souche VIH-1 de tropisme X4 était de 0%.

Les CI_{50} et plateaux maximum d'inhibition obtenus sont présentés dans le **tableau 5** et la **figure 13**.

Souche virale	Type viral	Groupe viral	Tropisme	CI_{50} * (nM)	PMI ** (%)
10-033	VIH-2	B	R5	1,45	81
10-044	VIH-2	A	R5	1,39	85
10-046	VIH-2	A	R5	1,13	93
10-047	VIH-2	B	R5	0,04	98
10-048	VIH-2	A	R5	0,99	93
10-050	VIH-2	A	R5	3,58	70
10-051	VIH-2	A	R5	0,48	82
10-056	VIH-2	A	R5	0,58	90
10-058	VIH-2	B	R5	0,80	93
10-060	VIH-2	A	R5	0,38	84
10-064	VIH-2	A	R5	1,42	98
10-067	VIH-2	B	R5	0,27	99
10-074	VIH-2	A	R5	0,68	100
10-049	VIH-2	A	Double	9,40	55
10-069	VIH-2	A	Double	>1000	12
10-045	VIH-2	A	X4	>1000	0
10-055	VIH-2	A	X4	>1000	0
CNR-39	VIH-1	M (sous type B	R5	3,69	74
CNR-40	VIH-1	M (sous type B	R5	5,63	70
CNR-41	VIH-1	M (sous type B	R5	0,12	78
CNR-43	VIH-1	M (sous type B	R5	1,05	90
CNR-37	VIH-1	M (sous type B	X4	>1000	0

* **CI_{50}** : Concentration Inhibitrice 50%

** **PMI** : Plateau Maximum d'Inhibition

Tableau 5 *: Concentration inhibitrice 50% et plateau maximal d'inhibition obtenus pour les 13, 2 et 2 souches VIH-2 respectivement de tropisme R5, double et X4.*

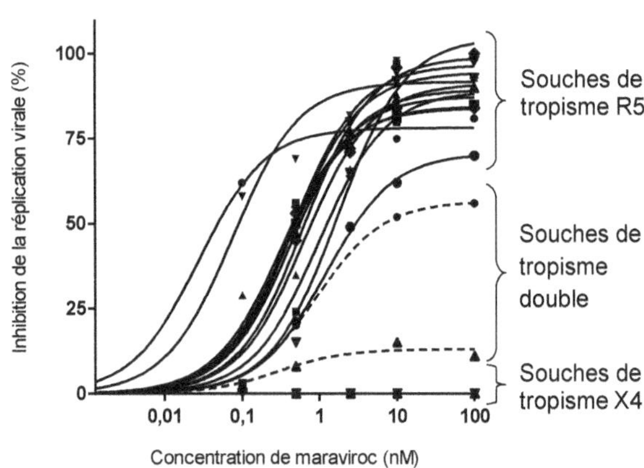

Figure 13 *: Courbes dose-réponse du VIH-2 au maraviroc.*

3ème article

Concordance between HIV-2 genotypic coreceptor tropism predictions based on plasma RNA and proviral DNA.

Concordance entre le tropisme génotypique du VIH-2 établi à partir de l'ARN plasmatique et de l'ADN proviral.

Visseaux B, Charpentier C, Taieb A, Damond F, Bénard A, Larrouy L, Chêne G, Brun-Vézinet F, Matheron S, Descamps D; the ANRS CO5 HIV-2 Cohort.

AIDS. 2013 Jan;27(2):292-295.

Dans cette partie du travail, nous avons mis au point l'amplification de la boucle V3 de la gp105 à partir de l'ADN proviral intégré aux cellules infectées. Nous avons étudié la corrélation entre le tropisme génotypique prédit à partir de l'ADN proviral intégré aux leucocytes circulants et le tropisme génotypique prédit à partir de l'ARN viral plasmatique.

I. Description des échantillons étudiés

Nous avons sélectionné, dans la collection d'échantillons de la cohorte ANRS CO5 VIH-2, 108 échantillons plasmatiques et culots leucocytaires appariés issus des mêmes prélèvements. Parmi ces échantillons, 31 présentaient une charge virale plasmatique indétectable (< 100 copies/mL), 40 une charge virale comprise entre 100 et 700 copies/mL et 37 une charge virale supérieure à 700 copies/mL.

II. Efficacité de l'amplification de la séquence de la boucle V3 à partir des différents compartiments étudiés

Parmi les 41 prélèvements ayant une charge virale supérieure à 700 copies/mL, la boucle V3 a pu être amplifié et séquencé pour 95% des échantillons plasmatiques et 97% des échantillons cellulaires. Parmi les 47 prélèvements ayant une charge virale comprise entre 100 et 700 copies/mL, la boucle V3 a pu être amplifié et séquencé pour 23% des échantillons plasmatiques et 63% des échantillons cellulaires. Parmi les 33 prélèvements ayant une charge virale plasmatique inférieure à 100 copies/mL, la boucle V3 a pu être amplifié et séquencé pour 6% des échantillons plasmatiques et 55% des échantillons cellulaires.

III. Concordance du tropisme viral génotypique des compartiments plasmatiques et cellulaires

Les tropismes génotypiques du virus plasmatique circulants (ARN plasmatique) étaient R5 et X4 pour respectivement 31 (72%) et 12 (28%) souches virales. Les tropismes génotypiques des ADN proviraux archivés dans les leucocytes circulants étaient R5 et X4 pour respectivement 20 (47%) et 23 (53%) des prélèvements testés. La proportion de X4 dans les leucocytes circulants est statistiquement plus élevée dans les leucocytes circulants (p=0,001).

Parmi les 43 prélèvements pour lesquels nous avons pu séquencer la boucle V3 à partir des échantillons plasmatiques et cellulaires, les tropismes étaient concordants dans 74% des cas [intervalle de confiance à 95% : 61-87%]. Parmi eux, 20 (47%) présentaient un tropisme R5 dans les deux compartiments (groupe R5/R5) et 12 (28%) de tropisme X4 dans les deux compartiments (groupe X4/X4). Les 11 (26%) échantillons discordants présentaient tous un tropisme R5 dans le compartiment plasmatique et X4 dans le compartiment cellulaire (groupe R5/X4).

IV. Description des lymphocytes T CD4+ et des charges virales dans les différent groupe de patients

Le nombre médian de lymphocytes T CD4+ n'était pas statistiquement différent entre les différents groupes de patients : 307 cellules/mm^3 dans le groupe R5/R5, 246 dans le groupe X4/X4 et 372 dans le groupe R5/X4 (p=0,86) (**figure 14**).

Les médianes de charges virales n'étaient pas statistiquement différentes entre les différents groupes de patients : 1464 copies/mL dans le groupe R5/R5, 4956 copies/mL dans le groupe X4/X4 et 1768 copies/mL dans le groupe R5/X4 (p=0,24) (**figure 14**).

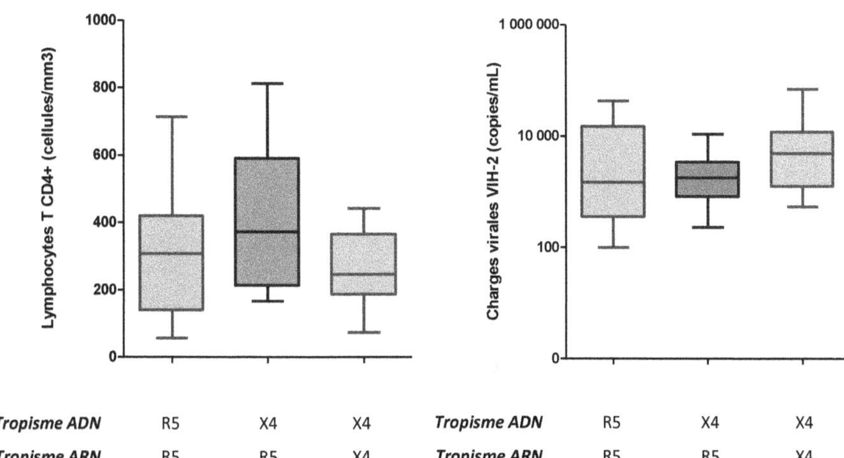

Figure 14 : *Distribution du nombre de lymphocytes T CD4+ et de la charge virale VIH-2 en fonction des tropismes viraux génotypique identifiés sur l'ARN viral et l'ADN proviral.*

Partie V

-

Discussion et perspectives

I. Détermination phénotypique du tropisme du VIH-2

1. Analyse des séquences issues de notre étude

Nous avons défini, pour la première fois et sur une population significative de 53 souches virales VIH-2, les 4 déterminants génotypiques majeurs de la boucle V3 de la gp105 associés à l'utilisation du récepteur CXCR4 : (i) la présence d'une mutation en position L18, (ii) la mutation V19K/R, (iii) une insertion en position 24, (iv) une charge globale nette de la boucle V3 supérieure à +6.

Dans notre étude, la présence d'au moins un de ces 4 déterminants génotypiques majeurs montre une sensibilité et une spécificité de 100% pour l'identification des souches à tropisme double ou X4. La seule mutation au codon 18 est présente dans l'ensemble des souches VIH-2 à tropisme double ou X4 testées dans notre étude. La mutation L18 est toujours associée, dans nos échantillons à un autre déterminant majeur du tropisme X4.

2. Analyse des séquences issues de la littérature

Plusieurs études antérieures ont recherché, sur la boucle V3 de la gp105, les déterminants du tropisme viral du VIH-2 (Mörner et al., 1999; Albert et al., 1996; Owen et al., 1998; Isaka et al., 1999; Kulkarni et al., 2005; Shi et al., 2005). Cependant, ces travaux ont été effectués sur de très petits nombres de souches virales, entre 5 et 18 souches testées avec une médiane de 2 souches à tropisme double et 2 souches à tropisme X4 par étude. De plus, les auteurs ont utilisé des méthodes de détermination phénotypique du tropisme viral très différentes d'une étude à l'autre, ce qui rend difficile une comparaison satisfaisante des différents résultats obtenus. Une de ces études a rapporté une association entre plusieurs déterminants génotypiques de la boucle V3 de la gp105 et le phénotype de réplication rapide/élevé (Albert et al., 1996). Dans trois autres de ces études ont rapporté une association entre ces mêmes mutations et le tropisme viral X4 (Mörner et al., 1999; Isaka et al., 1999; Shi et al., 2005). Les deux dernières études concluaient à l'absence d'association entre la séquence de la boucle V3 et le tropisme des souches virales (Owen et al., 1998; Kulkarni et al., 2005). La présence d'une charge globale élevée (> +6) de la boucle V3 et de mutations en positions 18 et 19 ont ainsi été décrites comme associées au tropisme double ou X4 dans plusieurs des travaux précédents. Cependant, le trop faible nombre de souches VIH-2 à tropisme double ou X4 (n=2 (Mörner et al., 1999), n=2 (Isaka et al., 1999), n=6 souches issues de 2 patients (Shi et al., 2005)) et les différences importantes dans les méthodologies employées empêche toute analyse statistique fiable. La partie C-terminale de la boucle V3 de la gp105 a déjà été décrite comme une partie déterminante pour identifier l'usage du corécepteur CCR5 ou CXCR4 par le virus du VIH-2 (Isaka et al., 1999). Dans notre travail, les quatre déterminants majeurs du tropisme double ou X4 ont tous été identifiés dans cette même partie C-terminale de la boucle V3.

La ré-analyse des séquences de 33 souches VIH-2 à tropisme R5, détaillées dans certains des travaux précédents (Owen et al., 1998; Isaka et al., 1999; Kulkarni et al., 2005), a montré qu'aucune de ces souches ne présentait de déterminants génotypiques majeurs du tropisme double ou X4 identifiés dans notre étude. La ré-analyse des séquences à tropisme double ou X4 publiées dans ces différents travaux montre qu'au moins un des 4 déterminants génotypiques majeurs identifié dans nos travaux est présent dans la totalité des 7 souches à tropisme X4 et dans 4 des 10 souches à tropisme double. La présence d'une mutation en position 18, ainsi qu'une charge globale >+6 sont les déterminants génotypiques majeurs les plus fréquemment rencontrés puisqu'ils sont présents dans toutes les souches X4 ou double à l'exception d'une seule souche de tropisme X4. La présence d'une mutation en position 19 ou d'une insertion en position 24 sont absentes dans respectivement 3 et 4 souches à tropisme X4. Dans cette population d'échantillons issue de la littérature, nous observons donc une parfaite concordance des déterminants génotypiques majeurs avec le tropisme R5 et X4, avec une sensibilité de 65% et une spécificité de 100% pour l'identification des souches à tropisme double ou X4. La moins bonne concordance avec la population des virus à tropisme double pourrait être explicable par les difficultés d'interprétation inhérentes aux différentes méthodes de détermination phénotypiques du tropisme viral.

3. Confrontation avec le VIH-1

Dans l'infection par le VIH-1, les deux premiers déterminants génotypiques majeurs du tropisme X4 sont la présence d'un acide aminé chargé en position 11 ou 25, ainsi qu'une charge globale de la boucle V3 élevée. Dans le cas du VIH-2, les mutations sont observées sur des positions différentes de celles décrites chez le VIH-1. Cependant la très importante variabilité génétique des boucles V3 du VIH-1 et du VIH-2 rend très difficile ce type d'extrapolation, des motifs fortement conservés entre les différentes souches existent pour chacun des deux types de virus mais sont très différents d'un type viral à l'autre (motif « GPG » en position 15 à 17 pour le VIH-1, motif « FHS » en position 20 à 22 pour le VIH-2).

II. Etude de la sensibilité *in vitro* du VIH-2 au maraviroc

Les valeurs de CI_{50} et de plateaux maximum d'inhibition (PMI), obtenues pour les 13 souches de VIH-2 à tropisme R5 testées dans notre étude, sont similaires à celles obtenues pour le VIH-1 dans les mêmes conditions et décrites dans la littérature (Westby et al., 2007; Dorr et al., 2005). Les valeurs des PMI sont difficilement comparables aux données de la littérature car les études de sensibilité du VIH-1 aux inhibiteurs du CCR5 menées sur PBMC ne mentionnent pas les valeurs des PMI obtenues. Un travail a montré que, dans le cas de souches virales VIH-1 de tropisme R5, les valeurs de PMI obtenues sur les modèles recombinants (Phénoscript®) avoisinent 100 % tandis que sur des modèles utilisant les PBMC les mêmes souches virales présentent des PMI inférieurs et avoisinant généralement 90 % (Westby et al., 2007). Les modèles de phénotype de sensibilité utilisants des PBMC présentent donc des PMI inférieur à 100% sans que ce soit un problème relié à l'efficacité antirétrovirale du maraviroc. Ce phénomène est probablement dû au mécanisme d'action du maraviroc, antagoniste compétitif se liant de manière réversible au CCR5, qui n'empêche pas de faibles infections à bas bruit de quelques cellules lors de l'étape d'infection. Ces quelques cellules infectées peuvent alors produire de grandes quantités de virus ce qui va sensiblement diminuer les plateaux maximum d'inhibition après 2 à 4 jours d'incubation. Ce phénomène semble propre aux inhibiteurs du CCR5 puisqu'une fois le virus entré, plus rien n'entrave sa réplication contrairement aux autres molécules qui bloquent le cycle viral après l'entrée du virus. Enfin, les modèles phénotypiques recombinants étant des tests avec une durée d'incubation de seulement 24h (durée d'un seul cycle de réplication virale) et détectant généralement la quantité de cellules infectées et non la quantité de virions produits, ils ne sont que très peu touchés par cette diminution des plateaux d'inhibition. Concernant les modèles utilisant des PBMC, la variabilité des plateaux observés s'explique aussi par le fait que la densité en molécules CCR5 est variable suivant les individus, or notre modèle utilise des PBMC de donneurs sains et la densité en CCR5 exprimée par les cellules peut sensiblement différer d'une expérience à l'autre malgré l'utilisation d'un mélange de plusieurs donneurs pour atténuer cette variabilité.

Dans ce travail, nous avons démontré *in vitro* des CI_{50} du maraviroc sur le VIH-2 équivalente à celles du VIH-1. De plus, notre modèle phénotypique basé sur l'utilisation de leucocytes circulants nous permet d'écarter un éventuel rôle des corécepteurs accessoires du VIH-2 atténuant ou inhibant l'action du maraviroc. Cependant, notre modèle ne permet pas totalement de vérifier les PMI du maraviroc sur le VIH-2, même si les souches de VIH-1 testées en parallèle dans notre étude ont montré des résultats parfaitement comparables. Trois autres équipes ont publiés, de manière concomitante à notre travail, des phénotypes de sensibilité du VIH-2 au maraviroc sur des modèles de lignées continues et ont bien montré des PMI à 100%. Pris ensembles, ces différents résultats permettent d'affirmer que le VIH-2 a bien une sensibilité au maraviroc équivalente au VIH-1 (Espirito-Santo et al., 2012; Borrego et al., 2012).

III. Comparaison de la détermination génotypique du tropisme du VIH-2 à partir de l'ARN viral et de l'ADN proviral

Dans notre étude, nous avons pu obtenir le tropisme génotypique du VIH-2 à partir de l'ADN proviral dans 63% des prélèvements présentant une charge virale comprise entre 100 et 700 copies et dans 55% des prélèvements présentant une charge virale plasmatique inférieure à 100 copies/mL. Dans le cas du VIH-

1, chez les patients indétectables, le tropisme génotypique à partir de l'ADN proviral peut être obtenu pour 70% des prélèvements (Soulié et al., 2010). Notre technique a donc un rendement d'amplification à partir de l'ADN proviral légèrement inférieur, ceci est cohérent avec les plus faibles rendements d'amplification du VIH-2 constaté dans notre laboratoire quelques soit le gène d'intérêt.

Notre étude est la première à comparer le tropisme du VIH-2 établi à partir de l'ARN plasmatique et de l'ADN proviral. Nous avons montré une concordance entre ces deux compartiments dans 74% des cas. Dans tous les cas discordants que nous avons observés, le tropisme de l'ARN viral plasmatique était R5 tandis que celui déterminé à partir de l'ADN proviral était X4, ce résultat nous permet d'envisager l'ADN proviral comme un bon outil pour tester le tropisme chez les patients infectés par le VIH-2 dont la charge virale est indétectable et pour lesquels un traitement comprenant du maraviroc est envisagé. Une plus grande proportion de séquences virale de tropisme X4 dans le compartiment cellulaire a aussi été décrite dans le cas du VIH-1 (Verhofstede et al., 2009, 2011; Paar et al., 2011).

Le groupe de patients de notre étude présentant des tropismes viraux discordants entre les deux compartiments (tropisme R5 à partir de l'ARN et X4 à partir de l'ADN proviral) n'est pas différent des deux autres groupes en termes de niveau de charges virales ou de taux de lymphocytes T CD4+. Cependant ces groupes de patients sont constitués de petits effectifs et les patients n'ont pas été sélectionnés en fonction de leur statut clinique ou de leur statut thérapeutique. Pour étudier la valeur prédictive du tropisme de l'ADN proviral sur l'évolution du nombre de lymphocytes T CD4+, la charge virale ou le stade clinique, il conviendrait d'étudier dans un premier temps uniquement les patient infectés par le VIH-2 et naïfs d'antirétroviraux.

IV. Perspectives

Au cours de ce travail, nous avons développé différents outils : méthodes de déterminations phénotypique et génotypique du tropisme du VIH-2 et méthode de détermination du phénotype de sensibilité du VIH-2 au maraviroc sur leucocytes de donneurs. Nous avons établi la sensibilité in vitro du VIH-2 maraviroc et comparé le tropisme viral déterminé à partir de l'ARN viral plasmatique ou de l'ADN proviral intégré aux leucocytes circulants.

Ces différents outils et données permettent maintenant de sélectionner les patients éligibles pour recevoir un traitement comportant du maraviroc et d'assurer leur suivi. L'utilisation du maraviroc chez les patients infectés par le VIH-2 pose différentes questions : efficacité *in vivo* du maraviroc, fréquence des échappements virologiques, mécanisme(s) de résistance utilisés par le VIH-2 et déterminants génétiques de résistance éventuellement sélectionné(s).

La méthodologie de détermination phénotypique du VIH-2 aux inhibiteurs du CCR5 développé au cours de ce travail va aussi nous permettre de tester la sensibilité du VIH-2 au cenicriviroc, un nouvel inhibiteur de CCR5 et du CCR2 actuellement en développement.

Dans le cas du VIH-1, le tropisme R5 ou X4 du VIH-1 est corrélé avec l'évolution de la maladie, un tropisme X4 est ainsi prédictif d'un stade clinique plus avancé et d'une évolution plus rapide vers le SIDA. Cependant, pour le VIH-1, ce marqueur n'est pas utilisé en raison de la plus grande valeur pronostique de la charge virale, par ailleurs plus facile d'accès que le tropisme viral. Dans le cas de l'infection par le VIH-2, la valeur pronostique de la charge virale est plus faible puisque de nombreux patients ont une charge virale spontanément indétectable et que, parmi cette population, certains évoluent vers le stade SIDA sans que l'on puisse jamais retrouver du virus circulant dans le compartiment plasmatique. Le tropisme viral du VIH-2 pourrait peut-être permettre de prédire une évolution de la maladie vers le stade SIDA avant que le taux de CD4 ne s'effondre. Pour ce faire nous allons procéder à la détermination du tropisme viral du VIH-2 parmi tous les patients de la cohorte ANRS CO5 VIH-2 naïfs d'antirétroviraux. Enfin, nous allons aussi pouvoir décrire pour la première fois la distribution du tropisme R5 ou X4 aux différentes étapes de l'infection par le VIH-2.

Partie VI

-

Matériels et méthodes

I. Premier article : Développement d'un outil génotypique permettant la détermination du tropisme du VIH-2

1. Sélection et culture des souches virales

Les 53 souches virales utilisées dans notre étude ont été isolées à partir des leucocytes circulants de 53 patients différents par une technique de co-culture. Cinq millions de lymphocytes infectés, isolés par Ficoll sur un prélèvement de sang total du patient, sont mis en culture avec 5 millions de leucocytes de donneurs sains (fournis par l'Etablissement Français du Sang) dans 10 mL de milieu complet (90 % RPMI, 10 % de sérum de veau fœtal, 20 U/mL d'interleukine-2, 2mM de L-Glutamine, 1000 U/mL de pénicilline/streptomycine). Chaque semaine, 5 mL de surnageant sont prélevés, conservés à -80°C puis remplacés par du milieu complet contenant 4 millions de PBMC de donneur sain. A la quatrième semaine, le surnageant est entièrement prélevé et conservé à -80°C. La présence du virus est vérifiée par la mesure de la charge virale.

2. Détermination phénotypique du tropisme viral : premiers modèles cellulaires testés

Deux modèles cellulaires, lignées HeLa et U373, ont été testés dans notre laboratoire avant les essais sur les lignées Ghost(3). Les lignées HeLa P4 et P4-C5 expriment le CD4, un gène rapporteur codant pour la B-galactosidase et le corécepteur CXCR4 seul (lignées P4) ou CXCR4 et CCR5 (lignées P4-C5) (Amara et al., 1997). Nous n'avons pas pu retenir l'utilisation de ces cellules à cause d'un taux d'infection bien trop faible sur les deux lignées. Les lignées U373-CD4, U373-CD4-CCR5 et U373-CD4-CXCR4 expriment le CD4, un gène rapporteur codant pour la B-galactosidase. La lignée CD4-CCR5 exprimait aussi le corécepteur CCR5 et la lignée CD4-CXCR4, le corécepteur CXCR4. Nous n'avons pas pu retenir ce modèle cellulaire à cause d'importants taux d'infections non spécifiques des corécepteurs R5 ou X4, rendant trop délicate l'interprétation du test.

3. Détermination phénotypique du tropisme viral sur cellules Ghost(3)

Origine des cellules

Les cellules Ghost sont issues d'un clone d'ostéosarcome humain (HOS). Les cellules ont été transfectées avec le récepteur CD4 et un gène rapporteur : une GFP humanisée sous la dépendance du LTR de la souche VIH-2_{ROD} nécessitant la présence de la protéine virale Tat pour activer le gène de la GFP. Un des clones obtenu (le clone 3 ou Ghost(3)) a été ensuite utilisé pour produire des cellules « filles » transfectées avec le(s) gène(s) d'un (ou plusieurs) corécepteur(s) du VIH (Mörner et al., 1999). Les lignées Ghost(3)-Hi5 (exprimant le CD4 et le CCR5) et Ghost(3)-CXCR4 (exprimant le CD4 et le CXCR4) nous ont été fournies par le NIH AIDS Research and Reagent Program (Germantown, USA). La lignée parentale, exprimant le CD4 seul sans corécepteur, n'était pas disponible au début de ce travail, elle n'a été disponible que depuis quelques mois, bien après la publication des résultats du tropisme sur le tropisme génotypique.

Entretien des lignées cellulaires

Les stocks cellulaires Ghost(3) du laboratoire ont été constitués sur les 4 premiers passages après décongélation des ampoules de cellules envoyées par le NIH AIDS Reagent Program. Ces stocks cellulaires sont conservés en azote liquide dans des ampoules contenant 3 millions de cellules dans 1 mL de milieu de congélation (90 % de SVF, 10 % de DMSO).

Les lignées cellulaires sont entretenues à 37°C -5% CO_2, dans leur milieu de culture (90 % de DMEM, 10 % de sérum de veau fœtal (SVF) décomplémenté, 1000 U/mL de pénicilline/streptomycine, 0,5 mg/mL de G418, 0,1 mg/mL d'hygromycine B et 1 µg/mL de puromycine). Les cellules sont passées au 1/10e deux fois par semaine. Elles sont détruites après leur 20e passage et une nouvelle ampoule est alors décongelée et mise en culture.

Protocole de détermination phénotypique du tropisme viral

Dans une plaque de 24 puits (Corning VWR®), 1 mL d'une suspension cellulaire contenant 40 000 cellules/mL est déposé dans chaque puit. La plaque est alors incubée une nuit à 37℃ sous 5 % de CO_2. Chaque souche virale est testée sur les deux lignées cellulaires (Ghost(3)-Hi5 exprimant le CCR5 et Ghost(3)-CXCR4). Un témoin négatif (milieu complet) est déposé sur chaque plaque et pour chacune des deux lignées.

Les cellules sont infectées par 100 µL de suspension virale diluée dans 200 µL de milieu d'infection (DMEM avec 7,5 µg/mL de polybrène). Les plaques sont alors centrifugées 30 min à 2300 g (spinoculation). L'addition de polybrène et l'étape de spinoculation permettent d'augmenter le taux d'infection des cellules (Davis et al., 2004; Pietroboni et al., 1989; Ho et al., 1993). Après une incubation de 4h à 37°C sous 5 % CO_2, les puits sont vidés puis 1 mL de milieu de culture cellulaire est déposé dans chaque puits. La plaque est alors incubée 72h à 37°C sous 5 % de CO_2.

Après incubation, les puits sont vidés et lavés par 500 µL de PBS. Les cellules sont décollées par ajout de 90 µL de trypsine avec une incubation de 5 min à 37°C. La trypsine est ensuite neutralisée par 300 µL de PBS avec 20 % de SVF. La suspension cellulaire est alors transférée en tube conique de 1,5 mL, puis centrifugée 30 sec à 7000 g, le surnageant est alors éliminé. Le culot cellulaire est repris dans 100 µL de PBS auxquels sont ensuite ajoutés 5 µL d'iodure de propidium (agent intercalant marquant uniquement les cellules mortes par une fluorescence rouge). Les cellules sont incubées 15 min à température ambiante et à l'obscurité. Après ajout de 300 µL de PBS, les cellules sont analysées par cytométrie de flux, dans l'heure suivante.

La lecture est effectuée sur un cytomètre FACS canto II (BD-Biosience, San Jose, U.S.A.) conformément à ce qui a été décrit dans la littérature (Blaak et al., 2005). Les cellules sont sélectionnées selon leurs critères morphologiques (taille, granularité) puis les intensités de fluorescence de la GFP et de l'iodure de propidium sont mesurées respectivement sur les canaux de l'isothiocyanate de fluorescéine (FITC) et phycoérythrine (PE). Sur les témoins négatifs de chacune des lignées cellulaires testées, la sensibilité du photomultiplicateur du canal FITC est ajustée pour fixer la moyenne d'intensité de fluorescence de base entre 10^2 et 10^3 dans les populations cellulaires non infectées et pour minimiser ainsi le bruit de fond lié à la faible expression constitutive de la GFP par les cellules Ghost(3). Le comptage final a lieu sur 5000 cellules.

Les résultats sont rendus de manière quantitative par le calcul du Ratio To Cell Negative (RTCN) (**figure 15**). Le RTCN permet de pondérer les pourcentages de cellules positives par leur intensité de fluorescence. Pour standardiser ce calcul et assurer une meilleure reproductibilité, les seuils de positivité sont ajustés sur les témoins négatifs de chaque plaque pour y obtenir 1,5 % de cellules positives. Toutes les souches ayant un pourcentage de cellules infectées inférieur à 10% ont été vérifiées une seconde fois avec un inoculum viral doublé. Aucune discordance n'a été notée lors de ces vérifications.

Dans le travail de Blaak et al. (Blaak et al., 2005), les auteurs avaient décrit la présence d'une infection non négligeable de toutes les lignées Ghost(3), y compris la lignée parentale, par les souches

VIH-2 à tropisme X4. Cette infection non spécifique peut être expliquée par la présence du corécepteur CXCR4 exprimé à faible niveau et de manière endogène par les cellules HOS dont dérivent toutes les cellules Ghost (Cho et al., 1998; Schols et al., 1998). De plus, les cellules Ghost(3) parentales ont montré une importance variable de cette infection non spécifique par les souches virales à tropisme X4 au cours des différentes études menées à l'aide de ces cellules, suggérant la possibilité de niveaux d'expression variables d'un lot de cellules Ghost(3) à l'autre (Owen et al., 1998; Zhang et al., 2000; Vödrös et al., 2001), à moins que cette variabilité ne soit expliquée que par les variations méthodologiques entre ces études. Après analyse des résultats de l'étude de Blaak et al. (Blaak et al., 2005), méthodologiquement très comparable à la nôtre, et des résultats obtenus dans notre laboratoire avec la souche de référence VIH-2_{ROD}, toutes les souches VIH-2 présentant un RTCN sur la lignée Ghost(3) CCR5+ inférieur à 15% du titre obtenu avec la lignée Ghost(3) CXCR4+ ont été considérées de tropisme X4.

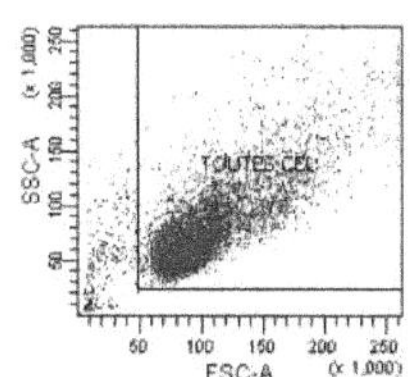

Sélection de la population des cellules Ghost(3) en fonction de la taille et de la granularité.

II - **Contrôle négatif**

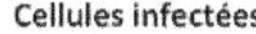

Cellules infectées

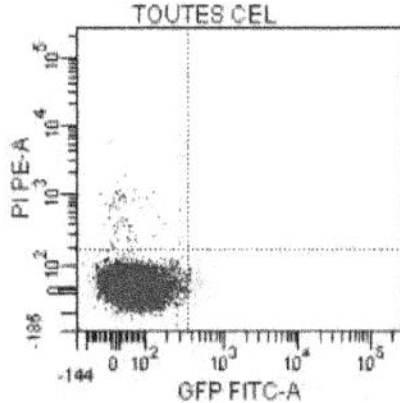

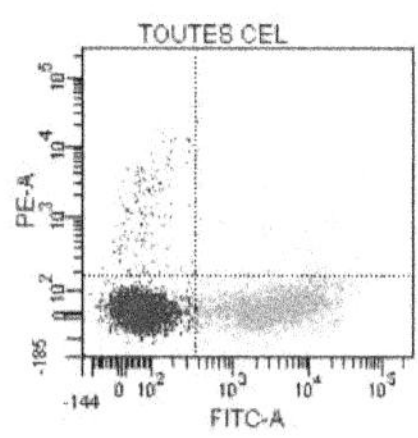

Mesure de l'intensité de fluorescence et positionnement du seuil de positivité sur le témoin négatif

III - **Statistiques du contrôle négatif**

Population	#Events	%Parent	GFP FITC-A Mean
All Events	10,280	####	60
TOUTES CEL	9,694	94.3	63
MORTES	69	0.7	32
INFECTEES	21	0.2	499
NOT(INFECTEES)	9,673	99.8	62

Statistiques des cellules infectées

Population	#Events	%Parent	FITC-A Mean
All Events	6,444	####	1,175
TOUTES CEL	5,058	78.5	1,480
MORTES	156	3.1	2,928
INFECTEES	1,310	25.9	5,524
NOT(INFECTEES)	3,748	74.1	66

Calcul du Ratio To Cell Negative (RTCN) selon la formule :

$$RTCN = \frac{(Pi * Fi)}{(Pt * Ft)}$$

Avec : Pi et Pt le pourcentage de cellules positives respectivement dans les cellules infectées et le témoin négatif, Fi et Ft la moyenne de fluorescence des cellules positives respectivement dans les cellules infectées et le témoin négatif.

***Figure 15** : Description des grandes étapes de l'analyse des résultats de la cytométrie de flux lors de la lecture finale de l'infection des lignées Ghost(3). Les cellules émettent une fluorescence verte lorsqu'elles ont été infectées (expression de la GFP, lecture dans le canal de l'isothiocyanate de fluorescéine - FITC) et en rouge lorsqu'elles sont mortes (entrée d'iodure de propidium dans la cellule, lecture dans le canal de la phycoérythrine - PE).*

Un très faible niveau d'infection indépendante des corécepteurs CCR5 et CXCR4 a aussi été décrit pour quelques souches de VIH-2 à tropisme R5 (Blaak et al., 2005; Zhang et al., 2000). Ce type d'infection pourrait être expliqué par une utilisation soit du seul récepteur CD4, soit d'un corécepteur minoritaire non identifié à ce jour. Ces infections sont cependant rares et interviennent à très bas bruit. Après observation des résultats de l'étude de Blaak et al. (Blaak et al., 2005), toutes les souches ayant un RTCN sur la lignée Ghost(3) CXCR4+ inférieur à 5% du titre observé sur la lignée Ghost(3) CCR5+ ont été considérées de tropisme R5.

4. Séquençage de la boucle V3 de la gp105

Extraction des ARN viraux

Les ARN viraux sont extraits sur automate MagnaPure® (Roche Diagnostic, GmbH, Mannheim, Germany), à l'aide de la trousse commerciale Total NA Large Volume® (Roche Diagnostic) et à partir d'un volume de prise d'essai d'un millilitre de surnageant de culture. Une fois extraits, les ARN viraux sont immédiatement congelés à -80°C.

Amplification du gène de la boucle V3

Un fragment de la gp105 d'une longueur de 1000 paires de base entourant la région codant pour la boucle V3 a été amplifié au cours d'une première étape de RT-PCR (Reverse Transcriptase Polymerase Chain Reaction) puis d'une PCR « nichée ».

L'étape de RT-PCR a été effectuée, conformément aux recommandations du constructeur, à l'aide de la trousse commerciale « Titan One-Tube RT-PCR kit » (Roche Diagnostic). Les amorces suivantes ont été utilisées pour cette étape : 1S 5'-ATTTTCCAGGTSTGGCARAGGTC-3' (nucléotides 5476 à 5498 selon la numérotation de la séquence de la souche de référence VIH-2_{ROD}) et 1AS 5'-GCACATCCCCATGAATTTAG-3' (nucléotides 7920-7939). L'étape de transcription inverse (synthèse d'un brin d'ADN complémentaire à partir de l'ARN viral) se déroulait à 50°C pendant 30 min puis 94°C pendant 2 min. La PCR (amplification de l'ADN obtenu) était assurée par 30 cycles (94°C pendant 30 s, 55°C pendant 30 s et 68°C pendant 120 s) puis 68°C pendant 7 min.

L'étape de PCR « nichée » consiste en une seconde PCR, effectuée sur les amplicons obtenus lors de la RT-PCR, à l'aide d'amorces localisées à l'intérieur du premier fragment amplifié. Les amorces suivantes ont été utilisées :
2S 5'-AGARTCATGTGAYAARCAYTATTGGGA-3' (nucléotides 6779-6805) et 2R 5'-GCTGTTGCTGYTGCTGCACTATCC-3' (nucléotides 7783-7806). La réaction de PCR a utilisé la Taq polymerase (Applied Biosystems, Foster City, CA, USA) et avec 2,5 µL de chacun des deux amorces (10 mM), conformément aux recommandations du fabricant. Les conditions de PCR étaient les suivantes : dénaturation initiale à 94°C pendant 5 min, puis 40 cycles d'amplification (94°C pendant 30 s, 60°C pendant 45 s, 72°C pendant 90 s) puis 72°C pendant 7 min.

Séquençage de la boucle V3

Le séquençage est effectué sur chacun des deux brins complémentaires obtenus à l'aide de la trousse commerciale Big Dye Terminator v1.1 Cycle Sequencing (Applied Biosystem) en utilisant la méthode de Sanger à l'aide de terminateur de chaîne, des didésoxyribonucléotides, marqués par différents fluorochromes avec lecture sur séquenceur ABI Prism 3130 (Applied Biosystem). Pour les réactions de séquences, nous avons utilisés les amorces 2S et 2R.

L'alignement des séquences obtenues a été effectué à l'aide du logiciel GenSearch (PhenoSystems, Lillois, Belgique), à partir des séquences de référence H2A.DE.x.BEN.M30502 pour les VIH-2 de groupe A et H2B.CI.x.EHO.U27200 pour les VIH-2 de groupe B.

5. *Calcul de la charge nette de la boucle V3*

La charge nette de la boucle V3 est définie par la somme des acides aminés chargés positivement (lysine et arginine) moins la somme des acides aminés chargés négativement (acide aspartique et acide glutamique).

6. *Analyse statistique des associations entre les mutations de la séquence peptidique de la boucle V3 et le tropisme phénotypique des souches VIH-2*

Pour augmenter la puissance statistique, les groupes des virus à tropisme double et des virus à tropisme X4 ont été regroupés dans le groupe des virus à tropisme double ou X4 (D/X4). Les différences peptidiques de la boucle V3 entre le groupe des virus à tropisme R5 et le groupe des virus à tropisme D/X4 ont été analysées par le test du Chi2. Si les conditions d'application de ce test n'étaient pas respectées (effectifs théoriques > 5), le test exact de Fisher a alors été réalisé. Les analyses ont été effectuées à l'aide du logiciel StatEL.

II. 2ème article : Etude de la sensibilité du VIH-2 aux inhibiteurs du CCR5

1. Evaluation de l'activité antirétrovirale d'une molécule : détermination de l'IC50 et du plateau maximal d'inhibition

Les tests phénotypiques de sensibilité mesurent la capacité du virus à se multiplier en présence de concentrations croissantes de l'antirétroviral d'intérêt. Le niveau de réplication virale est mesuré pour chacune des concentrations de la drogue et permet de tracer une courbe dose-réponse traduisant l'effet de chaque concentration de drogue sur le virus.

La CI_{50} et le plateau maximal d'inhibition sont deux paramètres permettant d'évaluer la sensibilité virale à la drogue. Ils sont déterminés à partir de la courbe dose-réponse obtenue. Ainsi la CI_{50} est définie comme la concentration inhibant 50% de la réplication virale et le plateau d'inhibition est définie comme le pourcentage d'inhibition maximale de la réplication virale obtenu aux fortes concentrations de maraviroc (**figure 16**).

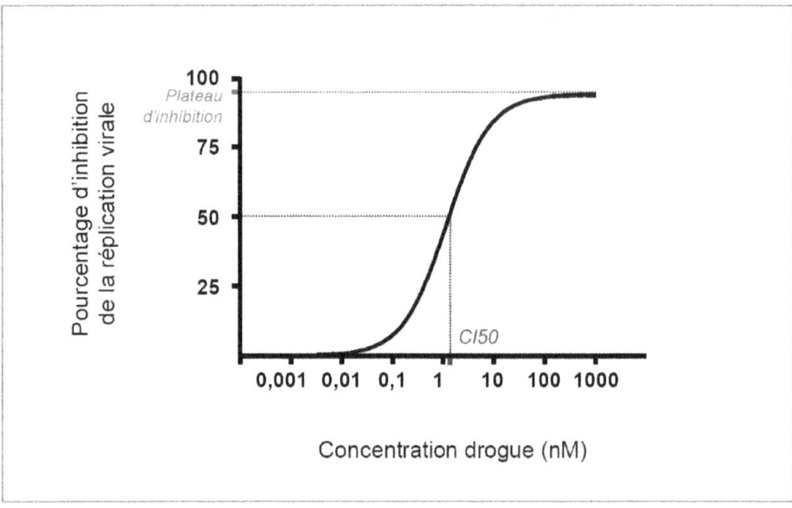

***Figure 16** : Courbe dose réponse permettant l'évaluation de la sensibilité phénotypique d'une souche virale à une molécule antirétrovirale. Deux paramètres de sensibilité peuvent être déterminés graphiquement à partir de cette courbe : la concentration inhibitrice 50% (CI50) et le plateau maximal d'inhibition de la réplication virale.*

2. *Mécanisme de résistance spécifique des inhibiteurs du CCR5 : résistance non compétitive et plateau maximal d'inhibition*

Une difficulté particulière aux inhibiteurs du CCR5 pour la détermination de la sensibilité *in vitro* est l'existence d'un mode de résistance viral unique parmi les antirétroviraux : la résistance par mécanisme non compétitif.

Dans le cas des autres classes thérapeutiques, en présence d'une molécule antirétrovirale le virus va sélectionner des mutations qui vont lui conférer une résistance par une diminution d'affinité du médicament pour sa cible. Ainsi dans le cas des inhibiteurs non nucléosidique de la transcriptase inverse, des inhibiteurs de l'intégrase ou des inhibiteurs de fusion, la sélection d'une seule mutation dans la région cible de la drogue peut entrainer un niveau de résistance élevé. Dans le cas des inhibiteurs de protéase ou des inhibiteurs nucléosidiques de la transcriptase inverse, en accumulant plusieurs mutations le virus parvient à diminuer sensiblement l'affinité des molécules pour leurs cibles et à échapper ainsi à leurs actions antirétrovirales. Il s'agit là de mécanismes de résistance compétitifs : l'acquisition des mutations de résistances se traduit par une augmentation de l'IC_{50} de la souche virale. Cependant, le plateau maximal d'inhibition ne varie pas : en présence de très forte concentration de la molécule, celle-ci retrouve son efficacité maximale (**figure 17**).

Dans le cas des inhibiteurs du CCR5 du VIH-1, il est décrit un autre mécanisme de résistance : la résistance non compétitive. Dans ce cas, les mutations sélectionnées dans la gp120 permettent de conserver la liaison du virus au récepteur cellulaire CCR5 modifié par l'inhibiteur de CCR5 avec une affinité très variable. Dans ce cas, l'acquisition de la résistance se traduit par une diminution du plateau maximal d'inhibition : en présence de concentrations de l'inhibiteur supérieures aux concentrations efficaces, l'efficacité observée sur la souche sauvage n'est pas retrouvée. L'IC_{50} n'est pas modifiée par ce mécanisme de résistance (**figure 18**).

Le mécanisme de résistance non compétitif a été décrit pour le VIH-1 dans plusieurs études *in vitro* (Trkola et al., 2002; Kuhmann et al., 2004; Westby et al., 2007; Armand-Ugón et al., 2010) et occasionnellement observé *in vivo*, notamment lors des essais cliniques du vicriviroc (Tsibris et al., 2008) et de l'aplaviroc (Kitrinos et al., 2009). L'existence de ce mécanisme de résistance rend obligatoire de comparer les plateaux maximaux d'inhibition que nous observerons sur le VIH-2 avec ceux de différentes souches VIH-1 à tropisme R5 testées suivant le même protocole.

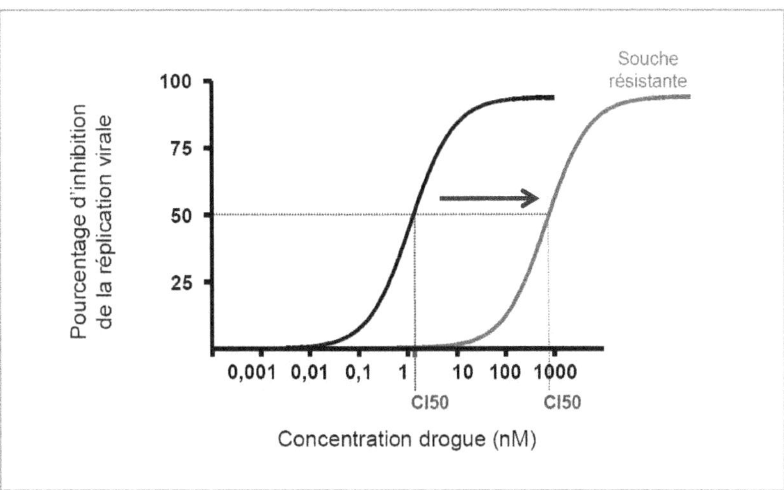

***Figure 17** : Variations de la courbe dose-réponse dans le cas d'un mécanisme de résistance virale compétitive. Seule la CI_{50} est impactée par la résistance.*

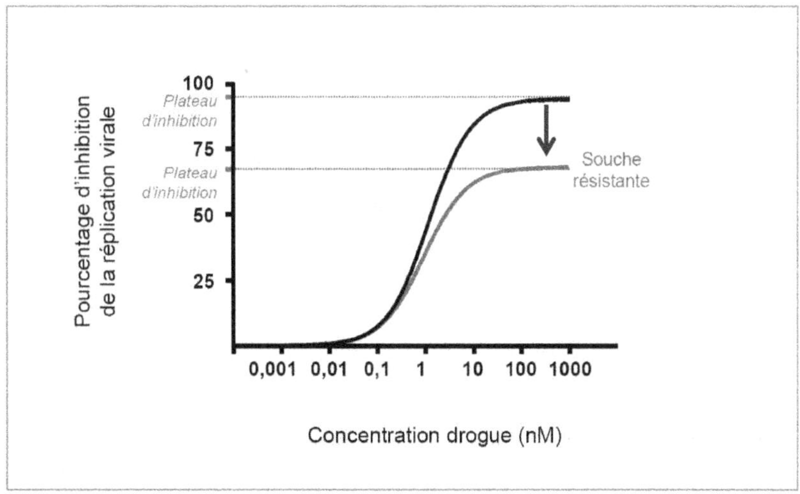

***Figure 18** : Variations de la courbe dose-réponse dans le cas d'un mécanisme de résistance virale non compétitive. La CI_{50} est constante, tandis que le plateau maximal d'inhibition est diminué par rapport à la souche sauvage.*

3. Souches virales

Dans cette étude, l'ensemble des 34 souches VIH-2 à tropisme R5 déterminé lors du précédent travail seront évaluées pour leur sensibilité au maraviroc. En parallèle, 4 souches de VIH-1 de tropisme R5 conservées dans les collections du laboratoire seront également testées pour leurs sensibilités au maraviroc selon le même protocole.

4. Gamme de concentrations de maraviroc

Une gamme de 5 concentrations de maraviroc est réalisée dans du RPMI au double des concentrations finales à tester. Cette gamme est réalisée extemporanément pour une première utilisation puis congelée à -20°C pour être utilisée lors d'une seconde série. La gamme restante est jetée après cette décongélation. La gamme de maraviroc utilisée est composée des concentrations finales suivantes : 0 nM ; 0,1 nM ; 0,5 nM ; 2,5 nM ; 10 nM et 100 nM. Ces concentrations ont été choisies pour encadrer les valeurs des IC_{50} du VIH-1, de l'ordre de 0,1 à 1 nM (Dorr et al., 2005). Les concentrations de la gamme seront adaptées, le cas échéant, en fonction des premiers résultats d'IC_{50} obtenues avec le VIH-2.

5. Test phénotypique de sensibilité au maraviroc

Pour chaque patient, 1,5 mL de PBMC activés (soit 2.10^6 cellules/mL), issues de donneurs séronégatifs fournies par l'Etablissement Français du Sang, sont culotés dans 9 tubes de 15 mL pour l'évaluation de la réplication virale en présence des 6 concentrations de la gamme de maraviroc, la vérification du titrage du virus aux dilutions virale 10^{-1} et 10^{-2} et le contrôle négatif des PBMC.

Chacun des culots est repris dans 500µL de RPMI pour les tubes correspondants aux dilutions virales 10^{-1} et 10^{-2}, au témoin négatif et au point 0 nM de la gamme de maraviroc. Les culots de chacun des autres points de gamme du maraviroc sont repris avec 500µL de la solution du point de gamme correspondant.

Les PBMC sont ensuite infectés par 500µL de surnageant de culture virale à l'exception du contrôle négatif et des dilutions virales 10^{-1} et 10^{-2} auquels on ajoute respectivement 500µL de RPMI sans virus, 500µL de la suspension virale diluée au 1/10e et 500 µL de suspension virale diluée au 1/100e.

Les PBMC sont incubés 3h à 37°C so us 5% de CO_2. Les cellules infectées sont lavées par 5 mL de RPMI puis resuspendues après centrifugation dans 1,5 mL de milieu complet. Les cellules infectées sont ensuite réparties, en quadruplicate, dans une microplaque 96 puits adaptée à la culture cellulaire à raison de 100µL de cellules infectées et de 100µL de milieu adéquat (soit RPMI pour le témoin négatif, les deux dilutions virales, le point 0 nM de la gamme de maraviroc, soit la solution de maraviroc correspondante pour chacun des points de gamme).

La microplaque est incubée 3 jours à 37°C sous 5% de CO_2. Dans chaque puits, 100µL de surnageant est prélevé à J3, la plaque est remise en incubation à 37°C sous 5% de CO2 une journée supplémentaire avant d'être congelé à -80°C (J4).

6. Détermination du niveau de réplication virale

La réplication virale est déterminée sur les surnageants prélevés à J3. L'extraction des ARN viraux est réalisée selon le protocole décrit précédemment (cf. Partie II, III-4 Séquençage de la boucle V3 de la gp105). Le niveau de réplication virale est ensuite évalué en mesurant la charge virale VIH-2 ou VIH-1 par PCR en temps réel. Pour le VIH-1, nous utiliserons la trousse commerciale Generic HIV Charge Virale (Biocentric, Bandol, France). Pour le VIH-2, nous utiliserons la technique de charge virale spécifique, mise au point au laboratoire (Damond et al., 2005).

7. Conditions de validation de la technique

La technique est validée par l'obtention d'un titre de virus de 100 $TCID_{50}$ (Tissu Culture Infection Dose 50) vérifié sur l'analyse des deux dilutions virales 10^{-1} et 10^{-2}. Les titres obtenus sur la dilution virale 10^{-1} et 10^{-2} doivent être inférieurs respectivement de 1 et 2 log à ceux obtenues sur le point 0 nM de la gamme maraviroc. Parmi les 4 puits de la dilution virale 10^{-2}, 1 à 3 doivent être négatifs ou de titres proches du seuil de la charge virale pour valider la technique. Si ces conditions ne sont pas respectées à cause d'un titrage trop faible, les surnageants congelés à J4 seront alors testés avec les mêmes critères de validation. Si le titre viral à J3 est trop important, la souche virale sera testée à nouveau en utilisant les surnageants prélevés à J2 et J3.

III. 3ème article : Etude de la corrélation du tropisme génotypique déterminé à partir de l'ARN plasmatique et de l'ADN proviral

1. Description des patients

Les prélèvements sélectionnés proviennent des collections élaborées dans le cadre de la cohorte ANRS CO5 VIH-2. Nous avons sélectionné, parmi les 216 prélèvements collectés au cours des années 2007 et 2008, le premier échantillon disponible de tous les patients présentant une charge virale détectable sur cette période (n=77). Nous avons aussi sélectionné 31 patients présentant une charge virale indétectable (<100 copies/mL). Pour chaque prélèvement sélectionné, un échantillon plasmatique et un échantillon leucocytaire étaient disponibles.

2. Amplification de la boucle V3 de la gp105 à partir des ARN viraux plasmatiques

Extraction des ARN viraux plasmatiques

Nous avons utilisé la même technique d'extraction que pour la première partie de notre travail (Partie Matériel et Méthode, I-4 Séquençage de la boucle V3 de la gp105).

Amplification du gène de la boucle V3

Nous avons utilisé la même technique d'amplification que pour la première partie de notre étude (Partie Matériel et Méthode, I-4 Séquençage de la boucle V3 de la gp105). Cependant, pour augmenter le rendement de notre technique d'amplification, nous avons modifié les amorces utilisées pour la PCR nichée pour amplifier un fragment plus petit d'environ 550 paires de bases. Les amorces ainsi utilisées, EB2 et EB5, présentent respectivement les séquences suivantes : 5'-TCATGTGAYAARCAYTATTGGG-3' et 5'-CTCCTCTGCAGTTAGTCCAC-3'. Nous avons aussi choisie une température d'hybridation de 55°C pour la PCR nichée, adaptée à ces nouvelles amorces.

Séquençage de la boucle V3

Le séquençage est effectué sur chacun des deux brins complémentaires en utilisant le même protocole que celui décrit précédemment (Partie Matériel et Méthode, I-4 Séquençage de la boucle V3 de la gp105). Nous avons utilisé les mêmes amorces que celle utilisées pour la PCR nichée.

3. Amplification de la boucle V3 à partir de l'ADN proviral extrait des leucocytes circulants

Extraction des ADN cellulaires

Les ADN viraux sont extraits sur automate QiaSymphony® (Qiagen, Hilden, Germany), à l'aide de la trousse commerciale QIA-symphony DNA Mini kit (Qiagen) et à partir d'un volume de prise d'essai d'un millilitre de surnageant de culture. Une fois extraits, les ADN cellulaires ont été immédiatement conservés à +4°C puis amplifiés dans les 48h.

Amplification du gène de la boucle V3

Un fragment de la gp105 d'une longueur de 550 paires de base entourant la région codant pour la boucle V3 a été amplifié au cours de deux étapes successives de PCR.

Ces deux PCR ont été effectué, conformément aux recommandations du constructeur, à l'aide de la trousse commerciale « AmpliTaq Gold® » (Applied Biosystems, Foster City, CA, USA). Pour chacune des deux étapes de PCR, nous avons utilisé les mêmes amorces que pour l'amplification à partir de l'ARN viral plasmatique. Les conditions de chacune des deux PCR successives étaient les suivantes : dénaturation initiale à 94°C pendant 12 min, puis 40 cycles d'amplification (94°C pendant 30 s, 55°C pendant 30 s, 72° C pendant 2min) puis 72°C pendant 7 min.

Séquençage de la boucle V3

Le séquençage est effectué sur chacun des deux brins complémentaires en utilisant le même protocole que celui décrit précédemment (Partie Matériel et Méthode, I-4 Séquençage de la boucle V3 de la gp105). Nous avons utilisé les mêmes amorces que celle utilisées pour la PCR nichée.

4. Statistiques

Le test de McNemar a été utilisé pour comparer la répartition du tropisme génotypique obtenu à partir de l'ARN plasmatique ou de l'ADN proviral. Le test de Wilcoxon a été employé pour comparer la répartition des charges virales et des CD4.

Partie VIII

-

Bibliographie

Albert, J., Stålhandske, P., Marquina, S., Karis, J., Fouchier, R. A., Norrby, E., and Chiodi, F. (1996). Biological phenotype of HIV type 2 isolates correlates with V3 genotype. *AIDS Res. Hum. Retroviruses* 12, 821–828.

Amara, A., Gall, S. L., Schwartz, O., Salamero, J., Montes, M., Loetscher, P., Baggiolini, M., Virelizier, J. L., and Arenzana-Seisdedos, F. (1997). HIV coreceptor downregulation as antiviral principle: SDF-1alpha-dependent internalization of the chemokine receptor CXCR4 contributes to inhibition of HIV replication. *J. Exp. Med* 186, 139–146.

Ancelle, R., Bletry, O., Baglin, A. C., Brun-Vezinet, F., Rey, M. A., and Godeau, P. (1987). Long incubation period for HIV-2 infection. *Lancet* 1, 688–689.

Andersson, S., Norrgren, H., Da Silva, Z., Biague, A., Bamba, S., Kwok, S., Christopherson, C., Biberfeld, G., and Albert, J. (2000). Plasma viral load in HIV-1 and HIV-2 singly and dually infected individuals in Guinea-Bissau, West Africa: significantly lower plasma virus set point in HIV-2 infection than in HIV-1 infection. *Arch. Intern. Med.* 160, 3286–3293.

Ariyoshi, K., Jaffar, S., Alabi, A. S., Berry, N., Schim van der Loeff, M., Sabally, S., N'Gom, P. T., Corrah, T., Tedder, R., and Whittle, H. (2000). Plasma RNA viral load predicts the rate of CD4 T cell decline and death in HIV-2-infected patients in West Africa. *AIDS* 14, 339–344.

Armand-Ugón, M., Moncunill, G., Gonzalez, E., Mena, M., Ballana, E., Clotet, B., and Esté, J. A. (2010). Different selection patterns of resistance and cross-resistance to HIV-1 agents targeting CCR5. *J. Antimicrob. Chemother* 65, 417–424.

Armstrong-James, D., Stebbing, J., Scourfield, A., Smit, E., Ferns, B., Pillay, D., and Nelson, M. (2010). Clinical outcome in resistant HIV-2 infection treated with raltegravir and maraviroc. *Antiviral Res* 86, 224–226.

Barin, F., M'Boup, S., Denis, F., Kanki, P., Allan, J. S., Lee, T. H., and Essex, M. (1985). Serological evidence for virus related to simian T-lymphotropic retrovirus III in residents of west Africa. *Lancet* 2, 1387–1389.

Barré-Sinoussi, F., Chermann, J. C., Rey, F., Nugeyre, M. T., Chamaret, S., Gruest, J., Dauguet, C., Axler-Blin, C., Vézinet-Brun, F., Rouzioux, C., et al. (1983). Isolation of a T-lymphotropic retrovirus from a patient at risk for acquired immune deficiency syndrome (AIDS). *Science* 220, 868–871.

Beerenwinkel, N., Sing, T., Lengauer, T., Rahnenführer, J., Roomp, K., Savenkov, I., Fischer, R., Hoffmann, D., Selbig, J., Korn, K., et al. (2005). Computational methods for the design of effective therapies against drug resistant HIV strains. *Bioinformatics* 21, 3943–3950.

Bellecave, P., Paredes, R., Soriano, V., Marcelin, A.-G., Geretti, A.-M., Svicher, V., Descamps, D., Camacho, R., Kaiser, R., Masquelier, B., et al. (2012). Determination of HIV-1 Tropism from Proviral HIV-1 DNA in Patients with Suppressed Plasma HIV-1 RNA and Its Impact on Virologic Responses to Maraviroc. 19th Conference on Retroviruses and Opportunistic Infections. Available at: http://www.retroconference.org/2012b/Abstracts/43568.htm [Accessed March 20, 2013].

Benard, A., van Sighem, A., Taieb, A., Valadas, E., Ruelle, J., Soriano, V., Calmy, A., Balotta, C., Damond, F., Brun-Vezinet, F., et al. (2011). Immunovirological response to triple nucleotide reverse-transcriptase inhibitors and ritonavir-boosted protease inhibitors in treatment-naive HIV-2-infected patients: The ACHIEV2E Collaboration Study Group. *Clin. Infect. Dis.* 52, 1257–1266.

Blaak, H., Boers, P. H. M., Gruters, R. A., Schuitemaker, H., Van der Ende, M. E., and Osterhaus, A. D. M. E. (2005). CCR5, GPR15, and CXCR6 are major coreceptors of human immunodeficiency virus type 2 variants isolated from individuals with and without plasma viremia. *J. Virol* 79, 1686–1700.

Borrego, P., Calado, R., Marcelino, J. M., Bártolo, I., Rocha, C., Cavaco-Silva, P., Doroana, M., Antunes, F., Maltez, F., Caixas, U., et al. (2012). Baseline susceptibility of primary HIV-2 to entry inhibitors. *Antivir. Ther. (Lond.)* 17, 565–570.

Brennan, R. O., and Durack, D. T. (1981). Gay compromise syndrome. *Lancet* 2, 1338–1339.

Brumme, Z. L., Goodrich, J., Mayer, H. B., Brumme, C. J., Henrick, B. M., Wynhoven, B., Asselin, J. J., Cheung, P. K., Hogg, R. S., Montaner, J. S. G., et al. (2005). Molecular and clinical epidemiology of CXCR4-using HIV-1 in a large population of antiretroviral-naive individuals. *J. Infect. Dis* 192, 466–474.

Brunet, S., Thierry, D., Barin, F., Semaille, C., Cazein, F., Pillonel, J., Le Strat, Y., Lot, F., Pinget, R., David, D., et al. (2008). Surveillance de l'infection à VIH-sida en France, 2007. *BEH*, 434–42.

Brun-Vezinet, F., Rey, M. A., Katlama, C., Girard, P. M., Roulot, D., Yeni, P., Lenoble, L., Clavel, F., Alizon, M., and Gadelle, S. (1987). Lymphadenopathy-associated virus type 2 in AIDS and AIDS-related complex. Clinical and virological features in four patients. *Lancet* 1, 128–132.

Burgard, M., Jasseron, C., Matheron, S., Damond, F., Hamrene, K., Blanche, S., Faye, A., Rouzioux, C., Warszawski, J., and Mandelbro, L. (2010). Mother-to-child transmission of HIV-2 infection from 1986 to 2007 in the ANRS French Perinatal Cohort EPF-CO1. *Clin. Infect. Dis.* 51, 833–843.

Caixas, U., Ferreira, J., Marinho, A. T., Faustino, I., Grilo, N. M., Lampreia, F., Germano, I., Monteiro, E. C., and Pereira, S. A. (2012). Long-term maraviroc use as salvage therapy in HIV-2 infection. *J. Antimicrob. Chemother.* 67, 2538–2539.

Campbell-Yesufu, O. T., and Gandhi, R. T. (2011). Update on human immunodeficiency virus (HIV)-2 infection. *Clin. Infect. Dis.* 52, 780–787.

Centers for Disease Control and Prevention (CDC) (1981). Kaposi's sarcoma and Pneumocystis pneumonia among homosexuel men – New York city and California. *Morbidity and Mortality Weakly Report (MMWR)* 30, 305–8.

Charpentier, C., Camacho, R., Ruelle, J., Kaiser, R., Eberle, J., Gürtler, L., Pironti, A., Stürmer, M., Brun-Vézinet, F., Descamps, D., et al. (2013). HIV-2EU - Supporting Standardized HIV-2 Drug Resistance Interpretation in Europe. *Clin. Infect. Dis.*

Cho, M. W., Lee, M. K., Carney, M. C., Berson, J. F., Doms, R. W., and Martin, M. A. (1998). Identification of determinants on a dualtropic human immunodeficiency virus type 1 envelope glycoprotein that confer usage of CXCR4. *J. Virol* 72, 2509–2515.

Clavel, F., Guétard, D., Brun-Vézinet, F., Chamaret, S., Rey, M. A., Santos-Ferreira, M. O., Laurent, A. G., Dauguet, C., Katlama, C., and Rouzioux, C. (1986). Isolation of a new human retrovirus from West African patients with AIDS. *Science* 233, 343–346.

De Cock, K. M., Brun-Vézinet, F., and Soro, B. (1991). HIV-1 and HIV-2 infections and AIDS in West Africa. *AIDS* 5 Suppl 1, S21–28.

Damond, F., Collin, G., Descamps, D., Matheron, S., Pueyo, S., Taieb, A., Campa, P., Benard, A., Chêne, G., and Brun-Vezinet, F. (2005). Improved sensitivity of human immunodeficiency virus type 2 subtype B plasma viral load assay. *J. Clin. Microbiol* 43, 4234–4236.

Davis, H. E., Rosinski, M., Morgan, J. R., and Yarmush, M. L. (2004). Charged polymers modulate retrovirus transduction via membrane charge neutralization and virus aggregation. *Biophys. J* 86, 1234–1242.

Dean, M., Carrington, M., Winkler, C., Huttley, G. A., Smith, M. W., Allikmets, R., Goedert, J. J., Buchbinder, S. P., Vittinghoff, E., Gomperts, E., et al. (1996). Genetic restriction of HIV-1 infection and progression to AIDS by a deletion allele of the CKR5 structural gene. Hemophilia Growth and Development Study, Multicenter AIDS Cohort Study, Multicenter Hemophilia Cohort Study, San Francisco City Cohort, ALIVE Study. *Science* 273, 1856–1862.

Delaugerre, C., De Oliveira, F., Lascoux-Combe, C., Plantier, J.-C., and Simon, F. (2011). HIV-1 group N: travelling beyond Cameroon. *Lancet* 378, 1894.

Deng, H., Liu, R., Ellmeier, W., Choe, S., Unutmaz, D., Burkhart, M., Di Marzio, P., Marmon, S., Sutton, R. E., Hill, C. M., et al. (1996). Identification of a major co-receptor for primary isolates of HIV-1. *Nature* 381, 661–666.

Desbois, D., Roquebert, B., Peytavin, G., Damond, F., Collin, G., Bénard, A., Campa, P., Matheron, S., Chêne, G., Brun-Vézinet, F., et al. (2008). In vitro phenotypic susceptibility of human immunodeficiency virus type 2 clinical isolates to protease inhibitors. *Antimicrob. Agents Chemother* 52, 1545–1548.

Dorr, P., Westby, M., Dobbs, S., Griffin, P., Irvine, B., Macartney, M., Mori, J., Rickett, G., Smith-Burchnell, C., Napier, C., et al. (2005). Maraviroc (UK-427,857), a potent, orally bioavailable, and selective small-molecule inhibitor of chemokine receptor CCR5 with broad-spectrum anti-human immunodeficiency virus type 1 activity. *Antimicrob. Agents Chemother* 49, 4721–4732.

Dragic, T., Litwin, V., Allaway, G. P., Martin, S. R., Huang, Y., Nagashima, K. A., Cayanan, C., Maddon, P. J., Koup, R. A., Moore, J. P., et al. (1996). HIV-1 entry into CD4+ cells is mediated by the chemokine receptor CC-CKR-5. *Nature* 381, 667–673.

Dragic, T., Trkola, A., Thompson, D. A., Cormier, E. G., Kajumo, F. A., Maxwell, E., Lin, S. W., Ying, W., Smith, S. O., Sakmar, T. P., et al. (2000). A binding pocket for a small molecule inhibitor of HIV-1 entry within the transmembrane helices of CCR5. *Proc. Natl. Acad. Sci. U.S.A.* 97, 5639–5644.

Espirito-Santo, M., Santos-Costa, Q., Calado, M., Dorr, P., and Azevedo-Pereira, J. M. (2012). Susceptibility of HIV Type 2 Primary Isolates to CCR5 and CXCR4 Monoclonal Antibodies, Ligands, and Small Molecule Inhibitors. *AIDS Res. Hum. Retroviruses* 28, 478–485.

Feng, Y., Broder, C. C., Kennedy, P. E., and Berger, E. A. (1996). HIV-1 entry cofactor: functional cDNA cloning of a seven-transmembrane, G protein-coupled receptor. *Science* 272, 872–877.

Fouchier, R. A., Groenink, M., Kootstra, N. A., Tersmette, M., Huisman, H. G., Miedema, F., and Schuitemaker, H. (1992). Phenotype-associated sequence variation in the third variable domain of the human immunodeficiency virus type 1 gp120 molecule. *J. Virol* 66, 3183–3187.

Frange, P., Galimand, J., Goujard, C., Deveau, C., Ghosn, J., Rouzioux, C., Meyer, L., and Chaix, M.-L. (2009). High frequency of X4/DM-tropic viruses in PBMC samples from patients with primary HIV-1 subtype-B infection in 1996-2007: the French ANRS CO06 PRIMO Cohort Study. *J. Antimicrob. Chemother* 64, 135–141.

Gervaix, A., Nicolas, J., Portales, P., Posfay-Barbe, K., Wyler, C.-A., Segondy, M., Avinens, O., Siegrist, C.-A., Clot, J., Eliaou, J.-F., et al. (2002). Response to treatment and disease progression linked to CD4+ T cell surface CC chemokine receptor 5 density in human immunodeficiency virus type 1 vertical infection. *J. Infect. Dis* 185, 1055–1061.

Gathe, J., Cade, J., DeJesus, E., Feinberg, J., Lalezari, J., Morales-Ramirez, J., Scarsella, A., Saag, M., Thompson, M., and Lefebvre, E. (2013). Week-24 Primary Analysis of Cenicriviroc vs Efavirenz, in Combination with Emtricitabine/Tenofovir, in Treatment-naïve HIV-1+ Adults with CCR5-tropic Virus. *20th Conference on Retroviruses and Opportunistic Infection. Abstract 106LB.*

Gianelli, E., Riva, A., Rankin Bravo, F. A., Da Silva Te, D., Mariani, E., Casazza, G., Scalamogna, C., Bosisio, O., Adorni, F., Rusconi, S., et al. (2010). Prevalence and risk determinants of HIV-1 and HIV-2 infections in pregnant women in Bissau. *J. Infect.* 61, 391–398.

Glass, W. G., McDermott, D. H., Lim, J. K., Lekhong, S., Yu, S. F., Frank, W. A., Pape, J., Cheshier, R. C., and Murphy, P. M. (2006). CCR5 deficiency increases risk of symptomatic West Nile virus infection. *J. Exp. Med* 203, 35–40.

Gottlieb, G. S., Eholié, S.-P., Nkengasong, J. N., Jallow, S., Rowland-Jones, S., Whittle, H. C., and Sow, P. S. (2008). A call for randomized controlled trials of antiretroviral therapy for HIV-2 infection in West Africa. *AIDS* 22, 2069–2072; discussion 2073–2074.

Gürtler, L. G., Hauser, P. H., Eberle, J., Von Brunn, A., Knapp, S., Zekeng, L., Tsague, J. M., and Kaptue, L. (1994). A new subtype of human immunodeficiency virus type 1 (MVP-5180) from Cameroon. *J. Virol.* 68, 1581–1585.

Guyader, M., Emerman, M., Sonigo, P., Clavel, F., Montagnier, L., and Alizon, M. (1987). Genome organization and transactivation of the human immunodeficiency virus type 2. *Nature* 326, 662–669.

Van Heuverswyn, F., Li, Y., Bailes, E., Neel, C., Lafay, B., Keele, B. F., Shaw, K. S., Takehisa, J., Kraus, M. H., Loul, S., et al. (2007). Genetic diversity and phylogeographic clustering of SIVcpzPtt in wild chimpanzees in Cameroon. *Virology* 368, 155–171.

Van Heuverswyn, F., Li, Y., Neel, C., Bailes, E., Keele, B. F., Liu, W., Loul, S., Butel, C., Liegeois, F., Bienvenue, Y., et al. (2006). Human immunodeficiency viruses: SIV infection in wild gorillas. *Nature* 444, 164.

Hirsch, V. M., Olmsted, R. A., Murphey-Corb, M., Purcell, R. H., and Johnson, P. R. (1989). An African primate lentivirus (SIVsm) closely related to HIV-2. *Nature* 339, 389–392.

HIV-2 Infection Surveillance--United States, 1987-2009 (2011). *MMWR Morb. Mortal. Wkly. Rep.* 60, 985–988.

Ho, W. Z., Cherukuri, R., Ge, S. D., Cutilli, J. R., Song, L., Whitko, S., and Douglas, S. D. (1993). Centrifugal enhancement of human immunodeficiency virus type 1 infection and human cytomegalovirus gene expression in human primary monocyte/macrophages in vitro. *J. Leukoc. Biol* 53, 208–212.

Hooper, E. (1999). *The River: A Journey to the Source of HIV and AIDS*. 1st ed. Little Brown & Co (T).

Horsburgh, C. R., Jr, and Holmberg, S. D. (1988). The global distribution of human immunodeficiency virus type 2 (HIV-2) infection. *Transfusion* 28, 192–195.

Huet, T., Cheynier, R., Meyerhans, A., Roelants, G., and Wain-Hobson, S. (1990). Genetic organization of a chimpanzee lentivirus related to HIV-1. *Nature* 345, 356–359.

Ibe, S., Yokomaku, Y., Shiino, T., Tanaka, R., Hattori, J., Fujisaki, S., Iwatani, Y., Mamiya, N., Utsumi, M., Kato, S., et al. (2010). HIV-2 CRF01_AB: first circulating recombinant form of HIV-2. *J. Acquir. Immune Defic. Syndr.* 54, 241–247.

Isaka, Y., Sato, A., Miki, S., Kawauchi, S., Sakaida, H., Hori, T., Uchiyama, T., Adachi, A., Hayami, M., Fujiwara, T., et al. (1999). Small amino acid changes in the V3 loop of human immunodeficiency virus type 2 determines the coreceptor usage for CXCR4 and CCR5. *Virology* 264, 237–243.

De Jong, J. J., De Ronde, A., Keulen, W., Tersmette, M., and Goudsmit, J. (1992). Minimal requirements for the human immunodeficiency virus type 1 V3 domain to support the syncytium-inducing phenotype: analysis by single amino acid substitution. *J. Virol* 66, 6777–6780.

Kanki, P. J., Travers, K. U., MBoup, S., Hsieh, C. C., Marlink, R. G., Gueye-NDiaye, A., Siby, T., Thior, I., Hernandez-Avila, M., and Sankalé, J. L. (1994). Slower heterosexual spread of HIV-2 than HIV-1. *Lancet* 343, 943–946.

Keele, B. F., Van Heuverswyn, F., Li, Y., Bailes, E., Takehisa, J., Santiago, M. L., Bibollet-Ruche, F., Chen, Y., Wain, L. V., Liegeois, F., et al. (2006). Chimpanzee reservoirs of pandemic and nonpandemic HIV-1. *Science* 313, 523–526.

Kindberg, E., Mickiene, A., Ax, C., Akerlind, B., Vene, S., Lindquist, L., Lundkvist, A., and Svensson, L. (2008). A deletion in the chemokine receptor 5 (CCR5) gene is associated with tickborne encephalitis. *J. Infect. Dis* 197, 266–269.

Kinter, A., Arthos, J., Cicala, C., and Fauci, A. S. (2000). Chemokines, cytokines and HIV: a complex network of interactions that influence HIV pathogenesis. *Immunol. Rev* 177, 88–98.

Kitrinos, K. M., Amrine-Madsen, H., Irlbeck, D. M., Word, J. M., and Demarest, J. F. (2009). Virologic failure in therapy-naive subjects on aplaviroc plus lopinavir-ritonavir: detection of aplaviroc resistance requires clonal analysis of envelope. *Antimicrob. Agents Chemother* 53, 1124–1131.

Kuhmann, S. E., Pugach, P., Kunstman, K. J., Taylor, J., Stanfield, R. L., Snyder, A., Strizki, J. M., Riley, J., Baroudy, B. M., Wilson, I. A., et al. (2004). Genetic and phenotypic analyses of human immunodeficiency virus type 1 escape from a small-molecule CCR5 inhibitor. *J. Virol* 78, 2790–2807.

Kulkarni, S., Tripathy, S., Agnihotri, K., Jatkar, N., Jadhav, S., Umakanth, W., Dhande, K., Tondare, P., Gangakhedkar, R., and Paranjape, R. (2005). Indian primary HIV-2 isolates and relationship between V3 genotype, biological phenotype and coreceptor usage. *Virology* 337, 68–75.

Lelièvre, J.-D., Petit, F., Perrin, L., Mammano, F., Arnoult, D., Ameisen, J.-C., Corbeil, J., Gervaix, A., and Estaquier, J. (2004). The density of coreceptors at the surface of CD4+ T cells contributes to the extent of human immunodeficiency virus type 1 viral replication-mediated T cell death. *AIDS Res. Hum. Retroviruses* 20, 1230–1243.

De Leys, R., Vanderborght, B., Vanden Haesevelde, M., Heyndrickx, L., Van Geel, A., Wauters, C., Bernaerts, R., Saman, E., Nijs, P., and Willems, B. (1990). Isolation and partial characterization of an unusual human immunodeficiency retrovirus from two persons of west-central African origin. *J. Virol.* 64, 1207–1216.

Lillard, J. W., Boyaka, P. N., Taub, D. D., and McGhee, J. R. (2001). RANTES potentiates antigen-specific mucosal immune responses. *J. Immunol* 166, 162–169.

Lin, Y.-L., Mettling, C., Portalès, P., Rouzier, R., Clot, J., Reynes, J., and Corbeau, P. (2008). The chemokine CCL5 regulates the in vivo cell surface expression of its receptor, CCR5. *AIDS* 22, 430–432.

Liu, R., Paxton, W. A., Choe, S., Ceradini, D., Martin, S. R., Horuk, R., MacDonald, M. E., Stuhlmann, H., Koup, R. A., and Landau, N. R. (1996). Homozygous defect in HIV-1 coreceptor accounts for resistance of some multiply-exposed individuals to HIV-1 infection. *Cell* 86, 367–377.

Van der Loeff, M. F. S., Awasana, A. A., Sarge-Njie, R., Van der Sande, M., Jaye, A., Sabally, S., Corrah, T., McConkey, S. J., and Whittle, H. C. (2006). Sixteen years of HIV surveillance in a West African research clinic reveals divergent epidemic trends of HIV-1 and HIV-2. *Int J Epidemiol* 35, 1322–1328.

Loussert-Ajaka, I., Simon, F., Farfara, I., Houhou, N., Couto-Fernandez, J., Dazza, M. C., and Brun-Vézinet, F. (1994). Comparative study of single and nested PCR for the detection of proviral HIV2 DNA. *Res. Virol.* 145, 337–342.

Madani, N., Hubicki, A. M., Perdigoto, A. L., Springer, M., and Sodroski, J. (2007). Inhibition of human immunodeficiency virus envelope glycoprotein- mediated single cell lysis by low-molecular-weight antagonists of viral entry. *J. Virol* 81, 532–538.

Marlink, R., Kanki, P., Thior, I., Travers, K., Eisen, G., Siby, T., Traore, I., Hsieh, C. C., Dia, M. C., and Gueye, E. H. (1994). Reduced rate of disease development after HIV-2 infection as compared to HIV-1. *Science* 265, 1587–1590.

Martin, M. P., Dean, M., Smith, M. W., Winkler, C., Gerrard, B., Michael, N. L., Lee, B., Doms, R. W., Margolick, J., Buchbinder, S., et al. (1998). Genetic acceleration of AIDS progression by a promoter variant of CCR5. *Science* 282, 1907–1911.

Martinez-Steele, E., Awasana, A. A., Corrah, T., Sabally, S., Van der Sande, M., Jaye, A., Togun, T., Sarge-Njie, R., McConkey, S. J., Whittle, H., et al. (2007). Is HIV-2- induced AIDS different from HIV-1-associated AIDS? Data from a West African clinic. *AIDS* 21, 317–324.

Masur, H., Michelis, M. A., Greene, J. B., Onorato, I., Stouwe, R. A., Holzman, R. S., Wormser, G., Brettman, L., Lange, M., Murray, H. W., et al. (1981). An outbreak of community-acquired Pneumocystis carinii pneumonia: initial manifestation of cellular immune dysfunction. *N. Engl. J. Med.* 305, 1431–1438.

Matheron, S., Courpotin, C., Simon, F., Di Maria, H., Balloul, H., Bartzack, S., Dormont, D., Brun Vezinet, F., Saimot, A. G., and Coulaud, J. P. (1990). Vertical transmission of HIV-2. *Lancet* 335, 1103–1104.

Matheron, S., Damond, F., Benard, A., Taieb, A., Campa, P., Peytavin, G., Pueyo, S., Brun-Vezinet, F., and Chene, G. (2006). CD4 cell recovery in treated HIV-2-infected adults is lower than expected: results from the French ANRS CO5 HIV-2 cohort. *AIDS* 20, 459–462.

Matheron, S., Mendoza-Sassi, G., Simon, F., Olivares, R., Coulaud, J. P., and Brun-Vezinet, F. (1997). HIV-1 and HIV-2 AIDS in African patients living in Paris. *AIDS* 11, 934–936.

Matheron, S., Pueyo, S., Damond, F., Simon, F., Leprêtre, A., Campa, P., Salamon, R., Chêne, G., and Brun-Vezinet, F. (2003). Factors associated with clinical progression in HIV-2 infected-patients: the French ANRS cohort. *AIDS* 17, 2593–2601.

McDermott, D. H., Zimmerman, P. A., Guignard, F., Kleeberger, C. A., Leitman, S. F., and Murphy, P. M. (1998). CCR5 promoter polymorphism and HIV-1 disease progression. Multicenter AIDS Cohort Study (MACS). *Lancet* 352, 866–870.

McKnight, A., Dittmar, M. T., Moniz-Periera, J., Ariyoshi, K., Reeves, J. D., Hibbitts, S., Whitby, D., Aarons, E., Proudfoot, A. E., Whittle, H., et al. (1998). A broad range of chemokine receptors are used by primary isolates of human immunodeficiency virus type 2 as coreceptors with CD4. *J. Virol* 72, 4065–4071.

Moore, J. P. (1999). Up the river without a paddle? *Nature* 401, 325–326.

Mörner, A., Björndal, A., Albert, J., Kewalramani, V. N., Littman, D. R., Inoue, R., Thorstensson, R., Fenyö, E. M., and Björling, E. (1999). Primary human immunodeficiency virus type 2 (HIV-2) isolates, like HIV-1 isolates, frequently use CCR5 but show promiscuity in coreceptor usage. *J. Virol* 73, 2343–2349.

Mörner, A., Björndal, A., Leandersson, A.-C., Albert, J., Björling, E., and Jansson, M. (2002). CCR5 or CXCR4 is required for efficient infection of peripheral blood mononuclear cells by promiscuous human immunodeficiency virus type 2 primary isolates. *AIDS Res. Hum. Retroviruses* 18, 193–200.

Mummidi, S., Ahuja, S. S., Gonzalez, E., Anderson, S. A., Santiago, E. N., Stephan, K. T., Craig, F. E., O'Connell, P., Tryon, V., Clark, R. A., et al. (1998). Genealogy of the CCR5 locus and chemokine system gene variants associated with altered rates of HIV-1 disease progression. *Nat. Med* 4, 786–793.

Nguyêñ, G. T., Carrington, M., Beeler, J. A., Dean, M., Aledort, L. M., Blatt, P. M., Cohen, A. R., DiMichele, D., Eyster, M. E., Kessler, C. M., et al. (1999). Phenotypic expressions of CCR5-delta32/delta32 homozygosity. *J. Acquir. Immune Defic. Syndr* 22, 75–82.

Ntemgwa, M. L., D' Aquin Toni, T., Brenner, B. G., Camacho, R. J., and Wainberg, M. A. (2009). Antiretroviral drug resistance in human immunodeficiency virus type 2. *Antimicrob. Agents Chemother* 53, 3611–3619.

Nunn, A. J., Mulder, D. W., Kamali, A., Ruberantwari, A., Kengeya-Kayondo, J. F., and Whitworth, J. (1997). Mortality associated with HIV-1 infection over five years in a rural Ugandan population: cohort study. *BMJ* 315, 767–771.

Owen, S. M., Ellenberger, D., Rayfield, M., Wiktor, S., Michel, P., Grieco, M. H., Gao, F., Hahn, B. H., and Lal, R. B. (1998). Genetically divergent strains of human immunodeficiency virus type 2 use multiple coreceptors for viral entry. *J. Virol* 72, 5425–5432.

Paar, C., Geit, M., Stekel, H., and Berg, J. (2011). Genotypic prediction of human immunodeficiency virus type 1 tropism by use of plasma and peripheral blood mononuclear cells in the routine clinical laboratory. *J. Clin. Microbiol.* 49, 2697–2699.

Pádua, E., Almeida, C., Nunes, B., Cortes Martins, H., Castela, J., Neves, C., and Paixão, M. T. (2009). Assessment of mother-to-child HIV-1 and HIV-2 transmission: an AIDS reference laboratory collaborative study. *HIV Med.* 10, 182–190.

Peeters, M., Honoré, C., Huet, T., Bedjabaga, L., Ossari, S., Bussi, P., Cooper, R. W., and Delaporte, E. (1989). Isolation and partial characterization of an HIV-related virus occurring naturally in chimpanzees in Gabon. *AIDS* 3, 625–630.

Pépin, J., Plamondon, M., Alves, A. C., Beaudet, M., and Labbé, A.-C. (2006). Parenteral transmission during excision and treatment of tuberculosis and trypanosomiasis may be responsible for the HIV-2 epidemic in Guinea-Bissau. *AIDS* 20, 1303–1311.

Pietroboni, G. R., Harnett, G. B., and Bucens, M. R. (1989). Centrifugal enhancement of human immunodeficiency virus (HIV) and human herpesvirus type 6 (HHV-6) infection in vitro. *J. Virol. Methods* 24, 85–90.

Plantier, J.-C., Leoz, M., Dickerson, J. E., De Oliveira, F., Cordonnier, F., Lemée, V., Damond, F., Robertson, D. L., and Simon, F. (2009). A new human immunodeficiency virus derived from gorillas. *Nat. Med.* 15, 871–872.

Popper, S. J., Sarr, A. D., Travers, K. U., Guèye-Ndiaye, A., Mboup, S., Essex, M. E., and Kanki, P. J. (1999). Lower human immunodeficiency virus (HIV) type 2 viral load reflects the difference in pathogenicity of HIV-1 and HIV-2. *J. Infect. Dis.* 180, 1116–1121.

Poulsen, A. G., Aaby, P., Larsen, O., Jensen, H., Nauclér, A., Lisse, I. M., Christiansen, C. B., Dias, F., and Melbye, M. (1997). 9-year HIV-2-associated mortality in an urban community in Bissau, west Africa. *Lancet* 349, 911–914.

Poveda, E., Briz, V., and Soriano, V. (2005). Enfuvirtide, the first fusion inhibitor to treat HIV infection. *AIDS Rev* 7, 139–147.

Princen, K., Hatse, S., Vermeire, K., De Clercq, E., and Schols, D. (2004). Establishment of a novel CCR5 and CXCR4 expressing CD4+ cell line which is highly sensitive to HIV and suitable for high-throughput evaluation of CCR5 and CXCR4 antagonists. *Retrovirology* 1, 2.

Ren, J., Bird, L. E., Chamberlain, P. P., Stewart-Jones, G. B., Stuart, D. I., and Stammers, D. K. (2002). Structure of HIV-2 reverse transcriptase at 2.35-A resolution and the mechanism of resistance to non-nucleoside inhibitors. *Proc. Natl. Acad. Sci. U.S.A* 99, 14410–14415.

Reynes, J., Portales, P., Segondy, M., Baillat, V., André, P., Réant, B., Avinens, O., Couderc, G., Benkirane, M., Clot, J., et al. (2000). CD4+ T cell surface CCR5 density as a determining factor of virus load in persons infected with human immunodeficiency virus type 1. *J. Infect. Dis* 181, 927–932.

Roquebert, B., Damond, F., Collin, G., Matheron, S., Peytavin, G., Bénard, A., Campa, P., Chêne, G., Brun-Vézinet, F., and Descamps, D. (2008). HIV-2 integrase gene polymorphism and phenotypic susceptibility of HIV-2 clinical isolates to the integrase inhibitors raltegravir and elvitegravir in vitro. *J. Antimicrob. Chemother.* 62, 914–920.

Samson, M., Labbe, O., Mollereau, C., Vassart, G., and Parmentier, M. (1996). Molecular cloning and functional expression of a new human CC-chemokine receptor gene. *Biochemistry* 35, 3362–3367.

Santiago, M. L., Range, F., Keele, B. F., Li, Y., Bailes, E., Bibollet-Ruche, F., Fruteau, C., Noë, R., Peeters, M., Brookfield, J. F. Y., et al. (2005). Simian immunodeficiency virus infection in free-ranging sooty mangabeys (Cercocebus atys atys) from the Taï Forest, Côte d'Ivoire: implications for the origin of epidemic human immunodeficiency virus type 2. *J. Virol.* 79, 12515–12527.

Schols, D., Esté, J. A., Cabrera, C., and De Clercq, E. (1998). T-cell-line-tropic human immunodeficiency virus type 1 that is made resistant to stromal cell-derived factor 1alpha contains mutations in the envelope gp120 but does not show a switch in coreceptor use. *J. Virol* 72, 4032–4037.

Sharp, P. M., and Hahn, B. H. (2011). Origins of HIV and the AIDS Pandemic. *Cold Spring Harb Perspect Med* 1, a006841.

Shi, Y., Brandin, E., Vincic, E., Jansson, M., Blaxhult, A., Gyllensten, K., Moberg, L., Broström, C., Fenyö, E. M., and Albert, J. (2005). Evolution of human immunodeficiency virus type 2 coreceptor usage, autologous neutralization, envelope sequence and glycosylation. *J. Gen. Virol* 86, 3385–3396.

Siegal, F. P., Lopez, C., Hammer, G. S., Brown, A. E., Kornfeld, S. J., Gold, J., Hassett, J., Hirschman, S. Z., Cunningham-Rundles, C., and Adelsberg, B. R. (1981). Severe acquired immunodeficiency in male homosexuals, manifested by chronic perianal ulcerative herpes simplex lesions. *N. Engl. J. Med.* 305, 1439–1444.

Da Silva, Z. J., Oliveira, I., Andersen, A., Dias, F., Rodrigues, A., Holmgren, B., Andersson, S., and Aaby, P. (2008). Changes in prevalence and incidence of HIV-1, HIV-2 and dual infections in urban areas of Bissau, Guinea-Bissau: is HIV-2 disappearing? *AIDS* 22, 1195–1202.

Simon, F., Mauclère, P., Roques, P., Loussert-Ajaka, I., Müller-Trutwin, M. C., Saragosti, S., Georges-Courbot, M. C., Barré-Sinoussi, F., and Brun-Vézinet, F. (1998). Identification of a new human immunodeficiency virus type 1 distinct from group M and group O. *Nat. Med.* 4, 1032–1037.

Skrabal, K., Low, A. J., Dong, W., Sing, T., Cheung, P. K., Mammano, F., and Harrigan, P. R. (2007). Determining human immunodeficiency virus coreceptor use in a clinical setting: degree of correlation between two phenotypic assays and a bioinformatic model. *J. Clin. Microbiol* 45, 279–284.

Smith, R. A., Gottlieb, G. S., Anderson, D. J., Pyrak, C. L., and Preston, B. D. (2008). Human immunodeficiency virus types 1 and 2 exhibit comparable sensitivities to Zidovudine and other nucleoside analog inhibitors in vitro. *Antimicrob. Agents Chemother.* 52, 329–332.

Soriano, V., Gomes, P., Heneine, W., Holguín, A., Doruana, M., Antunes, R., Mansinho, K., Switzer, W. M., Araujo, C., Shanmugam, V., et al. (2000). Human immunodeficiency virus type 2 (HIV-2) in Portugal: clinical spectrum, circulating subtypes, virus isolation, and plasma viral load. *J. Med. Virol.* 61, 111–116.

Soulié, C., Fourati, S., Lambert-Niclot, S., Malet, I., Wirden, M., Tubiana, R., Valantin, M.-A., Katlama, C., Calvez, V., and Marcelin, A.-G. (2010). Factors associated with proviral DNA HIV-1 tropism in antiretroviral therapy-treated patients with fully suppressed plasma HIV viral load: implications for the clinical use of CCR5 antagonists. *J. Antimicrob. Chemother* 65, 749–751.

Stegmann, S., Manea, M. E., Charpentier, C., Damond, F., Karmochkine, M., Laureillard, D., Si-Mohamed, A., Weiss, L., and Piketty, C. (2010). Foscarnet as salvage therapy in HIV-2-infected patient with antiretroviral treatment failure. *J. Clin. Virol* 47, 79–81.

Swenson, L. C., Dong, W. W. Y., Mo, T., Demarest, J., Chapman, D., Ellery, S., Heera, J., Valdez, H., Poon, A. F. Y., and Harrigan, P. R. (2013). Use of Cellular HIV DNA to Predict Virologic Response to Maraviroc: Performance of Population-Based and Deep Sequencing. *Clin. Infect. Dis.*

Swenson, L. C., Moores, A., Low, A. J., Thielen, A., Dong, W., Woods, C., Jensen, M. A., Wynhoven, B., Chan, D., Glascock, C., et al. (2010). Improved detection of CXCR4-using HIV by V3 genotyping: application of population-based and "deep" sequencing to plasma RNA and proviral DNA. *J. Acquir. Immune Defic. Syndr* 54, 506–510.

Thiébaut, R., Matheron, S., Taieb, A., Brun-Vezinet, F., Chêne, G., and Autran, B. (2011). Long-term nonprogressors and elite controllers in the ANRS CO5 HIV-2 cohort. *AIDS* 25, 865–867.

Tienen, C. van, Van der Loeff, M. S., Zaman, S. M. A., Vincent, T., Sarge-Njie, R., Peterson, I., Leligdowicz, A., Jaye, A., Rowland-Jones, S., Aaby, P., et al. (2010). Two distinct epidemics: the rise of HIV-1 and decline of HIV-2 infection between 1990 and 2007 in rural Guinea-Bissau. *J. Acquir. Immune Defic. Syndr.* 53, 640–647.

Tremblay, C. L., Giguel, F., Kollmann, C., Guan, Y., Chou, T.-C., Baroudy, B. M., and Hirsch, M. S. (2002). Anti-human immunodeficiency virus interactions of SCH-C (SCH 351125), a CCR5 antagonist, with other antiretroviral agents in vitro. *Antimicrob. Agents Chemother* 46, 1336–1339.

Trkola, A., Kuhmann, S. E., Strizki, J. M., Maxwell, E., Ketas, T., Morgan, T., Pugach, P., Xu, S., Wojcik, L., Tagat, J., et al. (2002). HIV-1 escape from a small molecule, CCR5-specific entry inhibitor does not involve CXCR4 use. *Proc. Natl. Acad. Sci. U.S.A* 99, 395–400.

Trouplin, V., Salvatori, F., Cappello, F., Obry, V., Brelot, A., Heveker, N., Alizon, M., Scarlatti, G., Clavel, F., and Mammano, F. (2001). Determination of coreceptor usage of human immunodeficiency virus type 1 from patient plasma samples by using a recombinant phenotypic assay. *J. Virol* 75, 251–259.

Tsibris, A. M. N., Sagar, M., Gulick, R. M., Su, Z., Hughes, M., Greaves, W., Subramanian, M., Flexner, C., Giguel, F., Leopold, K. E., et al. (2008). In vivo emergence of vicriviroc resistance in a human immunodeficiency virus type 1 subtype C-infected subject. *J. Virol* 82, 8210–8214.

Vallari, A., Bodelle, P., Ngansop, C., Makamche, F., Ndembi, N., Mbanya, D., Kaptué, L., Gürtler, L. G., McArthur, C. P., Devare, S. G., et al. (2010). Four new HIV-1 group N isolates from Cameroon: Prevalence continues to be low. *AIDS Res. Hum. Retroviruses* 26, 109–115.

Vallari, A., Holzmayer, V., Harris, B., Yamaguchi, J., Ngansop, C., Makamche, F., Mbanya, D., Kaptué, L., Ndembi, N., Gürtler, L., et al. (2011). Confirmation of putative HIV-1 group P in Cameroon. *J. Virol.* 85, 1403–1407.

Verhofstede, C., Brudney, D., Reynaerts, J., Vaira, D., Fransen, K., De Bel, A., Seguin-Devaux, C., De Wit, S., Vandekerckhove, L., and Geretti, A.-M. (2011). Concordance between HIV-1 genotypic coreceptor tropism predictions based on plasma RNA and proviral DNA. *HIV Med.* 12, 544–552.

Verhofstede, C., Vandekerckhove, L., Eygen, V. V., Demecheleer, E., Vandenbroucke, I., Winters, B., Plum, J., Vogelaers, D., and Stuyver, L. (2009). CXCR4-using HIV type 1 variants are more commonly found in peripheral blood mononuclear cell DNA than in plasma RNA. *J. Acquir. Immune Defic. Syndr.* 50, 126–136.

Vincent, T., Portalès, P., Baillat, V., Eden, A., Clot, J., Reynes, J., and Corbeau, P. (2006). The immunological response to highly active antiretroviral therapy is linked to CD4+ T-cell surface CCR5 density. *J. Acquir. Immune Defic. Syndr* 43, 377–378.

Vodicka, M. A., Goh, W. C., Wu, L. I., Rogel, M. E., Bartz, S. R., Schweickart, V. L., Raport, C. J., and Emerman, M. (1997). Indicator cell lines for detection of primary strains of human and simian immunodeficiency viruses. *Virology* 233, 193–198.

Vödrös, D., Tscherning-Casper, C., Navea, L., Schols, D., De Clercq, E., and Fenyö, E. M. (2001). Quantitative evaluation of HIV-1 coreceptor use in the GHOST3 cell assay. *Virology* 291, 1–11.

Wain-Hobson, S., Sonigo, P., Danos, O., Cole, S., and Alizon, M. (1985). Nucleotide sequence of the AIDS virus, LAV. *Cell* 40, 9–17.

Wang, T., and Duan, Y. (2008). Binding modes of CCR5-targetting HIV entry inhibitors: partial and full antagonists. *J. Mol. Graph. Model.* 26, 1287–1295.

Wertheim, J. O., and Worobey, M. (2009). Dating the age of the SIV lineages that gave rise to HIV-1 and HIV-2. *PLoS Comput. Biol.* 5, e1000377.

Westby, M., Smith-Burchnell, C., Mori, J., Lewis, M., Mosley, M., Stockdale, M., Dorr, P., Ciaramella, G., and Perros, M. (2007). Reduced maximal inhibition in phenotypic susceptibility assays indicates that viral strains resistant to the CCR5 antagonist maraviroc utilize inhibitor-bound receptor for entry. *J. Virol* 81, 2359–2371.

Whitcomb, J. M., Huang, W., Fransen, S., Limoli, K., Toma, J., Wrin, T., Chappey, C., Kiss, L. D. B., Paxinos, E. E., and Petropoulos, C. J. (2007). Development and characterization of a novel single-cycle recombinant-virus assay to determine human immunodeficiency virus type 1 coreceptor tropism. *Antimicrob. Agents Chemother* 51, 566–575.

Willey, S., Peters, P. J., Sullivan, W. M., Dorr, P., Perros, M., and Clapham, P. R. (2005). Inhibition of CCR5-mediated infection by diverse R5 and R5X4 HIV and SIV isolates using novel small molecule inhibitors of CCR5: effects of viral diversity, target cell and receptor density. *Antiviral Res* 68, 96–108.

Woitas, R. P., Ahlenstiel, G., Iwan, A., Rockstroh, J. K., Brackmann, H. H., Kupfer, B., Matz, B., Offergeld, R., Sauerbruch, T., and Spengler, U. (2002). Frequency of the HIV-protective CC chemokine receptor 5-Delta32/Delta32 genotype is increased in hepatitis C. *Gastroenterology* 122, 1721–1728.

Worobey, M., Santiago, M. L., Keele, B. F., Ndjango, J.-B. N., Joy, J. B., Labama, B. L., Dhed'A, B. D., Rambaut, A., Sharp, P. M., Shaw, G. M., et al. (2004). Origin of AIDS: contaminated polio vaccine theory refuted. *Nature* 428, 820.

Zhang, Y., Lou, B., Lal, R. B., Gettie, A., Marx, P. A., and Moore, J. P. (2000). Use of inhibitors to evaluate coreceptor usage by simian and simian/human immunodeficiency viruses and human immunodeficiency virus type 2 in primary cells. *J. Virol* 74, 6893–6910.

www.ingramcontent.com/pod-product-compliance
Lightning Source LLC
Chambersburg PA
CBHW021108210326
41598CB00017B/1381
* 9 7 8 3 8 4 1 6 2 4 5 7 4 *